# 自分でできる
# 境界性パーソナリティ障害（BPD）克服法

毎日の苦悩に対処する実践練習53


著

ブレイズ・アギーレ

ジリアン・ゲイレン

監訳

荒井　秀樹

訳

黒澤　麻美



星和書店

# Coping with BPD

**DBT and CBT skills to soothe the symptoms of borderline personality disorder**

*by*

Blaise Aguirre, MD

Gillian Galen, PsyD

*Translated from English*

*by*

Hideki Arai

Asami Kurosawa

# 序文

境界性パーソナリティ障害（ＢＰＤ）で苦しむ人たちの生活は多くの場合、チャレンジ（難題）が続きます。複数の障害、激しくて不安定な対人関係、たび重なる治療の「失敗」といった複雑な診断プロフィールを抱えているのが普通です。それだけではありません。ＢＰＤの人の多くは自殺行動や自殺ではない自傷行動をして、多くのセラピストや家族を怯えさせます。もちろん怯えているのはＢＰＤの当人も同じで、生きる理由を見つけるのに苦労することもあります。

うれしいことに、ブレイズ・アギーレ博士とジリアン・ゲイレン博士と知り合って十年になります。同じクライアントを担当してきました。二人はマクリーン（McLean）病院のマクリーン3イースト居住型プログラムにおいて、複雑な臨床プロフィールを理由に世界中から紹介されてきた、何百人ものティーンエイジャーや若者を治療してきました。二人はＢＰＤと診断された人々の治療に人生を捧げてきていて、非常に情熱的で共感的で、創造的な、エビデンスに基づく実践を行っている医師です。

本書にはブレイズ・アギーレ博士とジリアン・ゲイレン博士の共同臨床作業のすばらしさがあらわれています。一般の人にもわかりやすい言葉を用いて、ほとんどの標準的な治療を間違いなく補完できるような、ＢＰＤの人のための使いやすい自助（セルフヘルプ）の本です。臨床家の皆さんも、著者らの明晰で簡潔な問題の概念化と提案される実践的な解決策は、ご自分のクライアントに応用できるものだとお考えになるでしょう。

長い間ずっと、週に一度の心理療法を受けている人は、起こったことについて話す機会は次週のセッションまで待たねばならないという問題を抱えていました。ＢＰＤの人にとって、問題への対処を一週間も待たねばならないというのは永久的な苦しみのように思えるでしょうし、その瞬間の実生活上の難題に効果的な対処をするために必要なスキルの育成を、この苦痛が妨害してしまいます。弁証法的行動療法（ＤＢＴ）の出現とともに、セッションとセッションの間の電話やメールでのスキルコーチングで、ＢＰＤと格闘している人は、その時に発生しているどんなことにも、より効果的な対処ができるように、リアルタイムで（または少なくともそれに近い形で）治療的なコーチングにアクセスする選択肢が持てるようになりました。

本書で、アギーレ博士とゲイレン博士は、きわめて一般化しやすい臨床上の知恵を含んだ十四章を著しました。内容はユニークな構成で、一つの問題（たとえば、友人とのケンカ）が簡潔に記述され、その後、その問題がどのように起こるのか詳述され、最終的に「実践練習」が示されます。実践練習はその問題に対処する、実際に使える方法です。

本書のすばらしいのは、著者がＢＰＤの人が直面する多数の独特で重大な問題を把握し抽出したことです。したがって、怒り、悲しみ、嫉妬、恥、孤独、退屈といった強烈なマイナスの感情の対処に、多くの章が割かれています。

また先延ばし、気分依存的な行動、非難・攻撃、薬物やアルコールの乱用の衝動といった、よくある難題への対処方略も扱われています。愛されていないという感覚や、決してよくならないのではないかという恐れへの対処法も語られています。過去二十年間に私が治療してきたＢＰＤのクライアントの大半が、まさにこうした困難を語りました。アギーレ博士とゲイレン博士は、ＤＢＴスキルと方略の情報に基づく健全な「コーピング（対処）」の提案を述べていますが、これらは今すぐに助けを求めている人にとっても、臨床治療の装備に追加するツールを探しているベテランのセラピストにとっても役に立ちます。

自助本はどれもそうですが、これは補完の役割をするものであって、エビデンスに基づく心理療法（弁証法的行動療法やメンタライゼーションに基づいた治療など）の代替になるものではないことを認識することが重要です。クライアントが本書を手近に準備しておき、ＢＰＤに関連した非常によくある、厄介な問題に対処するための提案にただちにアクセスできるようにすることを願い、また期待しています。

アレク・L・ミラー（Alec L. Miller, PsyD）
認知行動コンサルタントLLP共同創設者、臨床部長（ニューヨーク州ホワイトプレインズ）
モンテフィオール医療センター／アルバート・アインシュタイン医学校臨床精神医学・行動科学教授
（ニューヨーク州ブロンクス）

# 謝辞

執筆に際しアイディアを授けてくれた弁証法的行動療法家の皆さまに御礼を申し上げます。マクリーン3イーストの全同僚、そして特に木曜日にマクリーン病院で早朝から元気に集まってくださる皆さんをはじめ、私たちの多様なコンサルテーションチームに。

New Harbinger社の編集チームが激励を続けてくださり、焦点を定め、書き続けることを助けてくださいました。Jess O'Brienのいつも快活なエネルギーに、Jess Beebeの早い段階でのフィードバックに、本書の編集作業におけるMarisa Solisの骨折りと忍耐に、特に感謝しています。最後に、私たちの分野の方向性を示してくれるリーダーであり、多くの面で支えてくださった、親友であり同僚でもあるAlec Miller博士に感謝を伝えたいと思います。

# 目次

# はじめに

## スキルコーチング入門編

アメリカには境界性パーソナリティ障害（ＢＰＤ：Borderline Personality Disorder）に苦しむ人が六〇〇万人から一五〇〇万人存在します。ＢＰＤは、極端な場合には、気分の不安定や自己破壊的行動、激しい対人関係がみられる重篤な精神疾患です。

ＢＰＤの人の大多数は深刻な症状を抱えてはいませんが、気分や対人関係に苦闘しています。ＢＰＤの治療を受けていて、うまくいっていたとしても、回復の道は平坦ではないでしょうし、きつい局面を切り抜けるためにちょっとした本なり味方してくれるコーチなりが必要な瞬間も経験するでしょう。そして、明確にＢＰＤと診断されてはいないとしても、孤独感、嵐のような対人関係、強烈な感情による苦痛と格闘しているかもしれません。本書は治療を受けている人も受けていない人も対象にしています。また危機的状況にあるクライアントを助けるためのアイディアを必要としているセラピストにも有益でしょう。

## 境界性パーソナリティ障害を治療して

私たち二人は、ＢＰＤと闘う思春期から成人早期の人たちの治療に職業人生を捧げてきた臨床家です。マサチューセッツ州のハーバードと提携しているマクリーン病院にある継続治療ユニット、マクリーン3イーストで働いています。ここは自分自身を危険に陥れる行動や境界性パーソナリティの特性を示す若い男女を対象とし、弁証法的行動療法（ＤＢＴ：Dialectical Behavior Therapy）に力を入れているユニットです。ＤＢＴは行動療法の一つで、圧倒的な感情と対人関係での困難に、より効果的な反応ができるように助けてくれるスキル（技能）を教えることを中心としています。ＤＢＴは行動主義（行動変容法）の原理と受容の原理をうまく組み合わせることが根幹になっています。受容とは、遺伝や経験も含めて、その人の人生に影響を与えたすべてのものによってその人が今存在しているということを認めることです。

私たちは二人とも、ＤＢＴが人々の生活をより効果的に、取り組みやすくするのにいかに役立つかを目にしてきました。ＤＢＴがＢＰＤの人々の苦痛を減らす様子を日々目撃することができるのです。治療では、私たちは、症状をターゲットとして行動技法を使うことを患者に教えています。

最新の研究では、アメリカ人の六パーセントまでもがＢＰＤを抱えている（Grant et al. 2008）ことが示されています。アメリカ合衆国には一八〇〇万人のＢＰＤの人がいるということです。ＢＰＤを抱える人の大半は深刻な病状にはありませんし、まったく治療も受けておらず、入院もしていない人が多いのです。これからお話しするコーチング入門は、あなたとあなたを大切に思っている人たちがよくある難しい状況を切り抜けられるように助けてくれる、実践的なスキルを提供します。

## 治療とスキルコーチング

どのような種類の問題に対する、どのような種類の治療であっても、時間の経過で問題が解決するか、対処しやすくなれば、有効であるとみなされます。精神的な病状で治療を受けている場合でも、身体的な病状で治療を受けている場合でも同じです。心理的な問題に関しては、多くのタイプの伝統的な治療で「話す」ことが重視されます。そうした療法では、週に一回か二回セラピストに会うのが一般的で、セッションで過去数日間、数週間、数カ月間、さらには数年間の問題を振り返ります。とはいえ、人生は混沌としています。そして問題はいつも治療セッションの予定が組まれている月曜日の午後四時とか木曜日の午後三時に発生するものではありません。問題が起こるのは、金曜日の夜の九時にバーで、土曜日の午前一時にボーイフレンドの家で、水曜日の午前一一時に職場で……という具合です。このような時にこそ、最も助けを必要とするのです。先週起こったことを思い出そうとするのは困難でしょう。その時点から現時点までの間にとても多くのものごとが発生していますから。それに、脳というものは詳細を忘却して変容させてしまう傾向があるのです。

実人生で問題が発生した時にいつでも助けを得ることができるのが理想です。DBTでは、その瞬間に取り組むスキルコーチングが提供されます。これはセラピストに電話やメールで「トラブル発生、今、助けを必要としている」と連絡できるという意味です。セラピストが折り返し連絡をとるのが、二時間ほどあとだとしても、少なくとも翌週のセラピーセッションを待つよりは、そこにある問題に時間的に近くなります。コーチングの目標は、その瞬間に異なる方法でものごとを実行する訓練をし、最終的には今後の類似の状況に取り組む能力を改善することです。

## リアルタイムで問題に対処する

私たちのユニットでは、苦悩を引き起こす問題に直面した時、その瞬間にすべきことを表すキーワードを開発しました。それはSCREW（スクリュー）という五つの頭文字で選択肢を表したものです。

S（solve）：問題を解決できる
C（change your relationship）：問題に対しての関係を変えることができる
R（radically accept the problem）：問題を根本的に受容することができる
E（entertain misery）：みじめな気持ちを抱き続けることもできる
W（worsen the problem）：問題を悪化させることもできる

これをどのように適用するのか、例を見てみましょう。仕事でくたくたになっているところに、両親が想定外の訪問をして、夕食に誘います。けれども、もう遅い時間であなたは疲れ果てています。気持ちはうれしいのですが、いちばんしたいのは眠ることです。両親との関係は穏やかではなく、夕食に同行しても寝たいからと早く席を立てば、両親が気を悪くするのではないかと心配です。以下のように上記の五つが適用されます。

**S：問題を解決できる**

両親に、訪問に感謝する、夕食を楽しんだ、とても疲れているので睡眠を必要としている、と直接的に伝えることができる。

**C：問題に対しての関係を変えることができる**

「本当に疲れている。でも、両親とともに遅くまで起きていれば、両親との関係を良くすることに誠意を持っていると示せるだろう。だから、この場合、疲れることはそれほど悪いことではない。そこから何か良い結果が出るだろう」と自分自身に言える。

**R：問題を根本的に受容することができる**

この瞬間に自分は疲労が激しいことと、この瞬間に自分は眠れないことをただ受け入れることができる。この瞬間において、実際そういう状況なのだ。さらに、人生にはできることがほとんど何もないような瞬間がある。そのような状況に抗っても、役に立たない。

**E：みじめな気持ちを抱き続けることもできる**

いかに状況がおぞましいものか、どれほど両親があらわれなければよかったと願っているか、自分自身に語りかけることができる。あるいは、仕事がとても嫌だ、仕事がなければこんなに疲れなくてすむのに、と語りかけてもよい。他の人が心地よくベッドで眠っている時に自分は疲労困憊していなければならないなんて、人生とはいかに不公平なのか、と反芻して時間を過ごすことができる。みじめであり続けることは苦しみ続ける選択肢である。

### W：問題を悪化させることもできる

すでに疲れていて、機嫌が悪い。状況を悪化させるとは、すでに難しい状況をいっそう難しくするという意味である。たとえば、関係を悪化させるような行動や、ことによると自分の価値観に反するような行動をしてしまうかもしれない。平日に食事に連れていくなんて配慮が足りないと言って、親に怒鳴り始めるかもしれない。あるいは、上司に電話をして、自分をこき使いすぎる、もう退職すると伝えてしまうかもしれない。または、食事がテーブルに届くまで長くかかりすぎだとウェイターと口論を始める可能性もある。疲れきっていて、こうした行動はその瞬間には気分を改善するであろうが、翌朝になると後悔するような行動である。

## 本書がどのように役立つか

本書の焦点は、みじめなままになってしまったり、状況を悪化させてしまったりすることなく、問題を解決するか、問題との関係を変容させたり、巧みに受容したりできるよう助けることです。私たちは認知行動療法（ＣＢＴ：Cognitive Behavioral Therapy）あるいはＤＢＴを使用して、問題に対する多様で実現可能な解決法を論じます。ＣＢＴは思考、感情、行動の間の関係を検討することに焦点を当てるセラピーです。ある行動につながる思考パターンとそれらの思考に命令を下す感情を検討することにより、対処能力を向上させるように思考パターンを修正できるのです。問題に対するスキルや解決策の適用は私たちが行ってきた研究によるものですが、実際のＤＢＴスキルはMarsha Linehan（1993a, 1993b, 2014a, 2014b）の研究から引用しています。

私たちは本書をガイドとして使っていただきたいのです。本書の十四章は、それぞれＢＰＤで典型的に発生する具体的な状況を扱っています。問題はしばしば重なりあいますが、解決策をより明確化するために五十三の状況に分けました。

本書のあらゆるところで、脆弱性因子に注目することが求められます。問題行動に対して、より脆弱にしてしまうようなファクターやライフイベントです。薬物、睡眠不足、運動不足といったことがあります。これらのファクターに注意しなかったり、マインドフル（気づいている、意識している）にならないでいたりすると、いつもそうしてきたような方法でふるまい続ける可能性が高くなります。そして、その行動方法が苦痛を引き起こしているならば、苦しみ続けることになってしまうでしょう。

各状況は以下の見出しとともに示されます。

**問題**　置かれている状況、解決を試みる問題の要点です。

**○○○の場合**　治療中の実在の人物が経験した例を使い、本人の言葉を用いて問題を具体的に説明します。

**実践練習**　各状況で適用可能な具体的なスキル・技法をここで提示します。スキルは誰にでも習得、使用できるものですが、長期的な成功を達成するためには時間がかかり、多くの実践練習が必要なので、「実践練習」と呼んでいます。

**チェックリスト**　見直ししやすいように簡潔にまとめたリストです。

本書は小冊です。そのつもりで作成しています。携帯して、行き詰まった時に参照してください。その場ではセラピストにすぐに相談できなくて、セラピストが折り返しの電話をくれるのを待つ間に、または自分でスキルを習得したい時に、活用できるでしょう。

※私たちはＢＰＤを抱える人の多くが苦労する、二つのよくある問題を特定的に、そして意図的に省略しました。本書では自殺の可能性と自傷は扱いません。このどちらかに悩んでいるのでしたら必ず、⑴いますぐセラピストに連絡するか、⑵最寄りの救急救命室に行って緊急に評価を受けてください。とはいえ、本書でとりあげる問題の多くが自殺念慮や自傷衝動の出現につながりうるので、その瞬間にこれらの問題に対処することで自殺念慮と自傷衝動が出現しにくくなることになるかもしれません。

# 第1章　怒り

# 1 交際相手と別れたい

## 問題

あなたはボーイフレンドともめているか、悪くするとケンカになっています。あなたは何か彼がしたことに怒っていて、復讐として彼と別れたいと思っています。

## クロエの場合

クロエは二十九歳で、コメディアンとしてのキャリアは将来有望です。この数週間、クロエはボーイフレンドが自分の友人の一人と浮気をしているのではないかと疑うようになりました。ある晩コメディクラブで、浮気男に捧げる定番のショーを終え、帰宅の準備をして車に乗り込みました。彼に向き合って話をし、別れるつもりでした。帰路、クロエはさまざまな感情を経験します。彼は幸せを感じさせてくれる愛しい人ですが、今クロエは傷ついていて怒ってもいますし、別れることが唯一の解決策であるように感じられます。けれども、その怒りにもかかわらず、彼を失う恐怖のせいで、まだなお、彼に別れないでと哀願したい気持ちもあるのです。

別離は複雑な問題です。しばしば怒りが火をつけた、気分に依存した決断のことがあります。恋愛関係にある人の一方がＢＰＤを抱えていると、二人は「うまくいっていて、一緒にいてハッピーな時にはこれ以上なく良い気分になるが、うまくいっていないと最悪の気分になる」とよく言います。必死に恋愛関係にすがりつくことと、衝動的に別れると脅かすことを繰り返せば、二人の関係にはさらなる負担がかかります。

## 実践練習

別れたいという願望は典型的な気分に依存した行動かもしれません。つまり、行動がその瞬間の気分しだいになっているということです。決断が衝動的で感情に駆り立てられた行動ではなくて、注意深く考え抜かれた姿勢から出るものであってほしいという点は、本書の実践練習の多くに共通しています。

## ◉「タイムアウト（小休止）」をとる

最初にすべきことは、自分の状況をじっくり考えられるくらい冷静になるまで、小休止をとることです。これには十分かかるかもしれませんし、一時間、あるいは丸一日かかるかもしれません。爆発しないで話ができるくらいに冷静になった時にはじめて話し合いの時間を設定すべきです。電話をかけてパートナーに怒鳴りたいという衝動があれば、それは電話をする準備ができていないのです。タイムアウト中に、会話を頭の中で想像しましょう。相手に電話をすることを想像して、自分の言うことをリハーサルします。（準備が整う前に、電話をしたいという誘惑に何度もかられるでしょう。それはうまいやり方ではありません。さらなる、より強烈な怒りにつながって状況を悪化させる結果になるからです。）

## ◉状況を冷静に話し合う

冷静に話をする準備ができたら、電話をかけましょう。そしてパートナーに、自分が二人の関係で悩んでいること、答えを出すために時間が必要なことを説明しましょう。何について怒っているのか相手に言いましょう。はっきり伝えましょう。「あなたが浮気をしていると思っています（知っています）。そのことであなたに怒っています」のように言うとよいでしょう。

その結論に達した道筋を説明しましょう。次に、相手の方に、相手から見た状況はどのようなものか説明してもらい、自分がすべての事実を正しく理解しているのかどうか確認してもらうチャンスを作りましょう。注意深く聞きましょう。たとえば、私たちのグループに参加していたある若い女性は、ボーイフレンドが別の女性とうつった写真をフェイスブック（ソーシャルメディアサイト）で見てから、彼と別れたがっていました。その女性は彼のいとこだと判明しました。また別の例では、ボーイフレンドがスポーツ雑誌の水着特集を見ているところを見て、その行為に嫌悪感を持った女性が、二人の関係を終わりにしたいと望みました。その状況から別れるべきだと判断するのであれば、別れることで自分の尊厳と自尊心を維持できますか？また、別れる理由が自分の価値観と一致するのかどうかも、自問すべきです。雑誌の全ページに目を通す人はあなたの価値観に反しますか？

## ◉自分の怒りを認める

相手と別れるとしても、別れないとしても、その瞬間に自分が怒っているという事実を認めることは重要です。実際に別れてしまうなら、発生した事態は自分だけの落ち度ではないと認識しましょう。こうした状況の大半は取引関係のようなものです。その状況にある両者が何らかの役割を果たしている相互作用だということです。

### ◉自分自身を非難したくなる衝動を抑える

ＢＰＤの人は自己非難をする結果になりがちです。それが自分はひどい人間であるという信念を強化してしまいます。ですから、自分自身を非難する衝動は抑えましょう。

### 《チェックリスト》

□タイムアウトをとりましたか？
□すべての事実を把握していますか？　相手から見た状況はどのようなものでしたか？
□別れる理由はあなたの価値観に合致していますか？
□自分の感情は妥当なものだと認めましたか？
□自分自身を非難したいという衝動を抑えましたか？

# 2 親ともめている

## 問題

あなたは両親とケンカをしています。親は自分の決断を信じてくれていないとあなたは感じています。腹が立ち、親が自分のことをどうでもいいと思っているように感じています。

## ジェニファーの場合

ジェニファーは三十一歳で、親との関係は悪くありません。けれども、母親に重要なことについて話せないと感じています。重要な話をするといつも口論になってしまうからです。母親はジェニファーの過去のあやまちを話題にし、そのせいでジェニファーは、自分の判断力を母親が信用していないと思っているのです。最近、ジェニファーは職場で昇進の話をもらいました。このことを母親に伝えましたが、口論する結果となってしまいました。「母は私のことをまったくのダメ人間だと思っています」とジェニファーは言います。「新しい仕事を引き受けることについて、セラピストと話すようにと母が言った時、爆発しそうになりました。もし本当に私のことを思ってくれているのならば、私のために心躍らせてくれるはずで、私にはこの決断ができると信じてくれて、うまくいかなかった仕事とか、圧倒されるように感じて辞めてしまった仕事の話をもちだしはしないでしょう。過去に失敗したことはわかっていますが、どうにも母に対して怒鳴り散らすか、あるいは完全に話すのをやめたくなってしまうのです。でも、そうすると、母が正しくて、私は自己管理ができないのだと証明することになるだけです。母が嫌いになる時もありますし、自分自身を嫌いになる時もあります」。

## 実践練習

親が自分を信用していないかのように感じること、過去の失敗の話をもちだされることは苦痛な経験となりえます。そのような状況では、親に強烈な怒りを感じるかもしれません。あるいは他の、後悔、悲しみ、罪悪感、恥の感覚といった他の感情が起こることに気づくかもしれません。このような感情をマインドフル（次頁参照）にとらえないと、感情が暴走してしまい、気づけば親と自分自身に激しい非難を浴びせていたということになりかねません。これは危険な悪循環になってしまうことがあり、状況をさらに悪くするリスクが大きいうえ、またしても、あなたが自分の感情を管理できる人間だとは信じられないように見えてしまいます。以下の技法を試して、この悪循環を回避してください。

## ◉自分の感情状態を知る

親に対してうまく対処するためには、まず自分が何を感じているのかに気づく必要があります。これはマインドフルネス（訳注：今、目の前に起こっている一つのこと、その時どきの自分の経験していることに対して意識的に集中し、あるがままの現実を観察し受け入れること。禅において用いられる思想を応用した技法の一つ）の一部であり、価値判断を下さずに、今この瞬間に注意を払う意図的な行為です。立ち止まって、わき上がってくる感情とその感情に伴う衝動に注目しましょう。気づきを維持していなければ、特に怒りには、激しく振り回されてしまう危険があります。マインドフルに行動するためには実践練習が必要です。

身体内で何を感じているかに注目することから始めましょう。腹が立っている時には、筋肉が緊張したり、こぶしを握りしめたり、歯を食いしばったり、暑さやのぼせを感じたり、心臓が早打ちしたりすることが一般的です。自分が怒っていると気づいたならば、自分の怒りはもっともで理にかなっているのだと自分自身に思い出させることが大切です。他のあらゆる感情にも注意を払うことを忘れずに。怒りは急速に強度を増す可能性があり、効果的ではない方法で行動に走らせてしまいかねないのです。

### ◉衝動とは逆の行動をする

ポイントは、自分の行動への衝動に気づき、その反対のことをすることです（Linehan 1993A, 1993b）。怒っている時には、激しい非難をしたくなることが非常によくあります。そこで、反対の行動をするようにしてみましょう。できれば、穏やかにその場から離れましょう。礼儀正しくいったん離れることを伝え、他の何か――散歩に行く、友人に電話をする、冷たいシャワーを浴びるなど――をして、怒りをそれほど感じなくなった時に親との会話へと戻るのです。

逆の行動としては他に「愛情のこもった共感」を実践して、怒りを感じている相手に何か親切なことをすることがあります。愛情のこもった共感を実行するには練習が必要であり、通常、一人になって短時間自分の気持ちを紛らわせたあとに行うと最もうまくいきます。お母さんやお父さんに何か親切なことをすると、自分の気分が変化することに驚くかもしれません。逆の行動を実践する前には、必ず自分の感情を認めることが重要です。

## ◉自分の思考の内容に注意を払う

実践練習のもう一つの重要な部分は、自分の思考に気づくことです。ジェニファーは、人が怒った時に頻繁に発生する、非常によくある思考の誤りを犯している自分に気づきました。母親に対しての怒りを募らせた時、「もし本当に私のことを思ってくれているのならば、私のために心躍らせてくれるはず」という思考を持っていたのです。あなたは自分がこのような考えをしていることに気づいたことがあるでしょうか？　これは多大な苦痛を引き起こす思考の誤りで、怒りを急速に増し、孤独や絶望につながります。

ジェニファーの考え方で間違っているのは、母親が自分を大切に思っているかどうかを判断するのに、一つの情報に固執している点です。このタイプの思考の誤りを発見するためには「もし……ならば」という言葉が大きなヒントになります。このタイプの思考に気づいたら、事実を確認しましょう。最終的な結論を出す前に、自分の気づきを広げ、親との関係について、このたった今起こったやりとりだけではなく、全体から考えるのです。

《チェックリスト》

□自分の怒りと行動への衝動の始まるサインを意識していましたか？
□どの「逆の行動」をしますか？
□親との関係について、事実を確認しましたか？

# 3 友人とのケンカ

## 問題

あなたは女友達のグループで週に一度、一緒に夕食を食べていましたが、何人かにボーイフレンドができたので、バラバラになってきました。グループが解散してしまい、自分は友達から取り残されてしまうのではないかとあなたは案じています。親友が自分も良い人に出会ったと伝えてきた時、あなたは耐えきれず、親友が急に自分と過ごしてくれなくなったことに激怒します。

## ジェネルの場合

ジェネルは二十一歳で、高校時代から友人グループと一緒でした。友人たちの多くは大学に進学して故郷を離れましたが、いちばん仲の良い五人の友人は地元のコミュニティーカレッジに通いました。高校の最終学年の時から、毎週金曜日の夜にはグループの一人の家に集まって、一緒に夕食を作っているのです。ジェネルの世界の他の部分は大半が騒乱状態にありますが、この仲間たちとはつながっていると感じていて、いつもどおりのディナーの夜というものは混沌の中で「いかり」の役を果たしてくれているように感じられます。生活の他の面では、両親とケンカをし、デートに行けば悲惨なものになり、同僚に好かれていないと信じて失業の恐怖を常に抱えています。

六人の仲間のうち一人が男性と交際を始めて金曜日の「儀式」を放棄した時、皆が動揺しましたが、この友人のことを喜びました。ほどなく他のメンバーも真剣な交際を始めましたが、ジェネルの親友が「金曜日にもう来られない、良い出会いがあったから」と言った時、ジェネルは平静を失ってしまいました。ジェネルはグループの誰とも話すことを拒絶しています。友人たちは不誠実で利己的だと思っているのです。友人たちが様子をうかがうために電話をかけてくると、ジェネルはせいぜい冷淡な対応をするくらいです。ある金曜日の夜、ジェネルは親友に電話をかけて、もう我慢できないと伝えます。六年来の友人よりも、知り合ってたった二カ月の男性を選んで、自分をとても傷つけたから、と。そして、ジェネルは親友に、二度と電話をしないようにと言います。その後、金曜日に集まっていたグループの皆に、もう自分に決して接触しないでくれとメールし、彼女たちの電話番号を削除すると知らせます。そして結局、泣きながら眠りにつくのです。

## 実践練習

ＢＰＤを抱えていると、ずっと親密にしてきた友人と疎遠になり、自分のための時間をとってくれない様子を目にすることは非常に苦痛に感じられ、その友人を永久に失ったように思われるかもしれません。友人が意図的に自分を傷つけていると信じてしまうことには、その友人がこの先ずっと一緒の時間を過ごしたくないと思ってしまうほどに関係を悪化させることをしかねないという危険が潜んでいます。以下に友人とのケンカに対処するためのステップを挙げます。

### ◉何もしない

感情的に動揺している時には仕返しに出ない方が良いのです。感情がたかぶっている時にはうまく対処する行動はできず、怒りから何かを言ってしまう可能性が高いからです。時間をとりましょう。怒りと悲しみが対処できるレベルに落ち着くまで、コミュニケーションを避けましょう。その一方で、長く待ちすぎて、悲劇的結末を想定して破滅的な考え方をし、ありもしない問題を作り出してしまうのもよくありません。いったん前より落ち着いたら、友人に連絡をして、ケンカに関して自分の悪かったところについては謝罪し、状況を改善する方法を見つけるために話がしたいと言いましょう。

◉データを収集する

友情関係の証拠を収集したうえで、どのようにして現状に至ったのか見直しましょう。友人がくれた過去のメールや手紙を読むのもよいでしょう。一緒に経験した素晴らしい時間の写真を見てもよいでしょう。友人との関係全体の中に現在のケンカを置いてみることが重要です。

◉謝罪して許す

謝って、許すという思いやりを示すには勇気がいります。これらはどちらも献身的な友人である証です。許す気持ちは自分自身にも向けられなくてはなりません。起こったことについて自分自身を責め立てても、気分が悪化するだけでしょう。

◉友人の立場を考慮する

友人の視点から状況を見るように努めましょう。友人と話をする時には、あなたの立場をわかってくれているのか確認しましょう。ケンカは互いの意見が一致しないことから起こります。互いの立場を理解すれば、状況が意味を成すものになる可能性が出てきます。

◉事態をさらに悪化させない

友人に嫉妬させようとしたり、怒らせようとしたりしないように。たとえば、友人にやきもちを焼かせたいという意図で、仲間のグループを突然切り捨てて他の人たちと過ごしたりしてはいけません。これは長年の友人を傷つけるばかりでなく、新しい友人のグループは利用されていると感じるでしょう。

◉問題の修復に前向きになる

状況はかつての姿に戻りはしないでしょうが、他の解決法を受け入れましょう。たとえばジェネルの場合、グループの仲間が月に一度なら集まれるのならば、毎週金曜日の代わりに、月に一度集まるという提案ができるでしょう。

《チェックリスト》

□反応する前に、自分自身に時間をとりましたか？

□友人との関係を長期的な観点から見つめましたか？

□謝罪して許す気持ちになっていますか？

□代替の解決法を試す気持ちになっていますか？　そうなっているなら、あなたが提案できるアイディアは何かありますか？

# 4 同僚とのもめごと

## 問題

職場は特に難しい場になりえます。役職の変化、意見の違い、新しい人員などが、難しい人間関係と強烈な感情につながる可能性があるからです。仕事がストレスの多いものであれば、同僚にあたりたくなる衝動が起こるかもしれませんが、これは影響力が大きすぎて、職を失う脅威につながりかねません。

## カールの場合

カールはＢＰＤの二十六歳のソフトウェア・エンジニアで、できたばかりのベンチャー企業でやっと適職を見つけたところです。久しぶりにハッピーに感じています。ほどほどの時間に職場を出て帰宅し、運動をして、決まった時間に就寝しています。週末にはガールフレンドと充実した時間を過ごしています。

最近カールは、自分があまり熱心に仕事をしていないと同僚たちに言われているのを耳にするようになりました。同僚たちはカールより遅くまでオフィスに残っているし、週末にも働いていて、カールは同僚たちほど仕事に力を入れる気がないように見えるというのです。カールは週四十時間勤務の契約でしたが、すでに六十時間も働いています。カールは不当に批判対象にされていると感じます。激怒が生じていることに気づきます。そうすると怒りがさらにわき上がってきます。職場に行き、お前たちは地獄にでも行け、と皆に言いたいのです。特にうぬぼれが強いプログラマーの同僚にパンチをくらわせたくなります。この同僚はカールほど能力がないのに、上司とは気が合うのです。この同僚が、カールの仕事ぶりが悪いという批判をカールに伝えるキャンペーンのリーダー格のようなのです。

## 実践練習

管理職と従業員の三〇パーセントが、少なくとも月に一度は同僚と口論になるという調査結果があります（Fierce Inc. 2013）。怒りを感じて、爆発しそうな衝動がある時には、以下のスキルを試してみましょう。

**◉できるだけ早くその意見対立に対処する**

その件が大ごとになるのを防ぐため、冷静に意見を主張し、その状況の当事者である相手と直接話しましょう。同僚が謝罪するのを待つことは、その同僚本人に何か悪いことをしたという自覚があることを期待するということです。

**◉同僚と何が起こっているのかについて話す**

職場で話ができない場合、職場で話すとエスカレートしてしまいそうな場合は、職場以外で中立的な場所を見つけましょう。

**◉同僚の見方を素直に聞く**

自分の立場から見ただけでは、重要な情報を欠いている可能性もあります。同僚の言い分を聞きましょう。

**◉目的をはっきりさせる**

望む結末はどのようなものですか？　同僚との関係を修復したい？　ただ怒りをぶつけて、

どれほど怒っているか知らせたい？　それとも同僚の行動に一定の制限をかけたいですか？

### ◉援助を得る

すべての衝突を独力で解決することはできないでしょう。監督職の人の助けが必要かもしれませんし、それで解決しなければ、人事部の助けが必要かもしれません。中立的な第三者とは通常、特定の方針を押し進めるのではなく、解決を促すものです。しかし、人事部の人は個人の希望よりも、会社の利益を優先することに留意しましょう。

**《チェックリスト》**

□大ごとになってしまわないように、対立に対処していますか？
□問題を解決するために、会って話したいと同僚に伝えましたか？
□自分の目指すところがはっきりわかっていますか？
□中立的な第三者に助けを求めましたか？

# 5 セラピストとの衝突

## 問題

あなたはセラピストが自分に注意を払ってくれていないと感じています。セラピストに腹が立ち、自分のことを大切にしてくれていないと信じてしまいます。セッション（面接）が生産的ではなかったと感じています。セラピストに向かって叫びたくなっています。それで事態が改善するわけではないとわかっているのですが。

## グウェンの場合

グウェンは二十二歳の大学生で、セラピストの予約のスケジュールを組むことに苦労しています。一部にはグウェンの授業スケジュールのせいですが、セラピストが余分に患者を受け入れている結果でもあります。過去数回のセッションでは、このグウェンにとっては困難である、セラピストと連絡が取れないことを扱ってきました。最近のセッションは、グウェンは大半の時間を泣いて過ごし、ときどきセラピストに声を荒げては、お金のためだけにやっているのだろうとか、セラピストをする資格がないなどと言っています。二年間、定期的に毎週セラピーを受けてきた今になって、大切にされていない、関係性が崩れている、もはや自分が優先されていないと感じているのです。セッション終了後、グウェンはひどい気分になります。セラピーをやめてしまうか、あるいは次回のセッションをキャンセルする必要があるように感じます。これ以上の衝突には耐えられませんが、結局そうなるだろうと考えています。

セラピーの最も困難で、不可避でもある瞬間の一つは、セラピストとの間の状況が変化する瞬間です。この原因は生活の変化に由来します。例としては、就職、学業上のスケジュールの変化、新しいアパートへの転居などです。セラピストの方の生活の変化もありえます。結婚、出産、勤務時間の削減、仕事量の増加、休暇などです。このようなライフイベントは、見捨てられたという感覚によって、治療関係に緊張をもたらしかねません。多くの状況で、その関係の中での変化を処理して、結果としての感情を妥当と認めるのではなく、怒ってしまうのです。そして、そうなるとセラピストとの衝突につながる可能性があります。

## 実践練習

ＤＢＴの観点から見ると、すべての対立は二人の人間の間での交流に関わる出来事であることは間違いないものの、実際に管理できる行動は自分自身の行動のみです。セラピストの生活や行動は管理できません。結局のところ、自分で管理できる二つの要素は自分の感情と、争いの的になっている実際の用件です。しかしながら、感情がたかぶっていると、状況にうまく対処することはできません。

以下がセラピストとの衝突を回避するステップです。

### ◉衝突したがっている自分の衝動に気づく

セラピーに行く前やセラピストに電話をする前に、動揺している、あるいは不安や焦燥を感じている場合、または怒りがわき起こってきていることを感じる場合、少し時間をとってそのサインに注目しましょう。これらの衝動は、後悔することになるような行動をさせてしまいます。

### ◉ゴール（目標）を見直す

セラピストと衝突することが自分の長期的ゴールと一致するかどうか判断しましょう。セラピストとの関係に関して、自分のゴールがどのようなものであるかということも心に留めておきましょう。

### ◉話し合いのための準備をする

行動計画を立てておくと、セラピストとのセッションが円滑に進むのに役立ちます。信頼できる友人、同僚、親に手伝ってもらい、具体的にどのように言うか考えましょう。信頼できる援助者を相手にしてロールプレイもしておきましょう。

### ◉明確に簡潔に

コントロールを取り戻し、自分自身のゴールがわかって、行動計画を確立したら、状況はどのようになっているのか、セラピストにはっきりと話しましょう。たとえば、「先生が三カ月の産休をとられるので悲しく感じています」という方が、「先生はひどいセラピストで、私を大切に思ってくれていません」と言うよりも、はるかに明確で効果的です。

**《チェックリスト》**

□感情がわき上がってくるのに気づきましたか？　行動への衝動を特定できましたか？

□セラピストとケンカをすることはあなたの長期的なゴールに合致していますか？

□セラピストとの関係におけるあなたのゴールを確立しましたか？

□そのものごとに対処する方法について、計画がありますか？

□計画で何かがうまくいかなかった場合のトラブルシューティングも含めて、友人と行動計画をロールプレイできますか？

# 6 人を怒鳴りつけたい気持ち

## 問題

一日に何度か、怒鳴りつけたくなるような人に出会います。運転が下手な人、不器用な販売員、騒音を出す近所の人、怠惰な同僚などです。人はもっときちんとしていて、公正であるべきだとあなたは感じます。電話をかけて長時間保留のままで待たされたり、レストランで最初に言われた待ち時間よりも長く待たされたりすると、あなたは腹が立って、叫びたくなってきます。

## ハロルドの場合

ハロルドはＢＰＤで、非常に傷つきやすい四十四歳の男性ですが、納税を先送りにしていました。期限の前日になって、新しいクライアントの件でイニシアティブをとることについて、上司に何度も悩まされ、その仕事をするために徹夜し、落ち着こうとマリファナを吸いました。郵便局への道は混雑していて、次には長い列に並んで待たなければなりません。郵便局員に封筒を手渡すと、記入してきたのは書留郵便のための申し込み用紙ではないと言われます。郵便局員はハロルドに、正しい用紙に記入を終えたらカウンターにまた来るようにと言い、列の次の人に対応します。ハロルドは爆発しそうに感じます。自分がすぐに対応してもらえないのは不当であることについて、郵便局がわかりやすく整理されていないことについて、郵便局員に怒鳴りつけたくなります。

## 実践練習

ＢＰＤを抱えている人は大半の人たちよりも感受性が強く、加えてフラストレーションへの耐性は低いので、ものごとが不当であると感じられる状況は急速に悪化し、感じていることをそのまま他人に――大声で――知らせることになってしまいます。以下は誰かに怒鳴りつけたいという衝動への対処法です。

### ◉ゴールを言明する

誰かに向かって怒鳴ること以上に「正しい」ことがないように感じられる状況に対処する最初のステップは、一歩引いて、自分のゴールは何であるのか自分自身に問うことです。残念ながら、怒鳴りつけたいという衝動はまったく突然出てきて、その衝動は非常に抵抗しにくいものなので、しばしば内省する余裕などないように感じられます。できれば緊急事態になる前に、自分を脆弱にさせている要因に注目しましょう。今は仕事に応募するのにふさわしい時期ですか？　昇給を求めるのにふさわしい位置にありますか？　誰かにくってかかる準備があると思いますか？　あなたに何ができますか？　答える時にはあなたのゴールを思い出してください。

◉行動する前にその場を去る

その瞬間には気分が良くても、最終的には非理性的でコントロールの効かない人間に見えてしまうようなことを自分はしかけているのだと認識しましょう。後悔するようなことを叫ぶ可能性が高く、その相手に再度対処しなければならなくなるかもしれません。

◉態勢を整えてからその状況に再び取り組む

フラストレーションを与える状況をいったん離れても、なお戻って、それに直面しなければなりません。いらだちが収まったところからそうすれば、自分のゴールに到達する可能性が高くなります。その状況にもう一度向き合う前に、散歩に行き、落ち着きを取り戻し、深呼吸をして、自分自身の準備をしましょう。

## ◉本当の問題を特定する

問題を特定する時は明確にしましょう。それが解決策を特定する助けになるからです。問題はおそらく、相手の落ち度ではありません。あなたが問題だというわけでもないので、自分自身を責めないように。私たちは皆、自分の置かれた状況で、できるだけ効果的にそれに対処しなければならないのだということを受け入れるのではなく、その状況に関して自分自身と他人を責めてしまいがちです。ハロルドの状況では、問題は郵便局員ではありませんでした。問題はハロルドがギリギリまで税金の件を放置していたことと眠らなかったことなのです。先送りにしてしまう癖という課題に取り組むことで、問題を解決すべきです。その人物を攻撃すべきではないのです。誰かを攻撃しても問題は解決しません。

## ◉他の人たちが見ていることを忘れない

自分の行動は自分の人間関係と他人が自分をどう見るかに影響を与えることを忘れないでください。他人とは同僚、雇用主、友人、他人、子どもたちが含まれます。あなたは自分自身を、怒鳴るという方法で表現したいと思いますか？

《チェックリスト》

□大声を出す前に、その場を去りましょう！
□態勢を立て直してから、その状況に再度取り組みましょう。
□本当の問題を特定しましたか？
□怒鳴るということで人に記憶されたいのかどうか、自問しましたか？

# 第2章　他の激しい感情

# 7 悲しみ

## 問題

あなたは強烈な悲しみを感じています。気分は落ち込んでいます。何もしたくありません。誰にも会いたくありません。何ごとにも意味を見出だせないようです。

## サンジェイの場合

サンジェイは四十九歳で、最近二度目の結婚生活に終止符を打ったところです。次のように悲しみを描写しています。「悲しんでいることに耐えられませんでした。憂うつで孤独に感じましたし、誰とも一緒にいたくなかったのです。どうにかやりすごせる唯一の方法は、皆から自分自身を切り離すことだと思いましたが、それは悲しみの感情を強めただけでした。その瞬間にはそうすべきだと感じられたのですが。ただただ一日中ベッドに横になっていたいと思いました。その結果は孤独の中にさらに深く急降下するというものでした。最終的には悲しみが過ぎ去っていきましたが、私が生き延びることを助けたのは孤立ではありませんでした。孤立は悲しさを増すだけでした。人に助けを求めることが私の悲しみからの出口になったのです」。

悲しみの感情は他の誰かとの交流で誘発されますし、唐突に出てくるように思われることもあります。悲しみと鬱はまったく違うものだと認識することが重要です。たとえば、悲しみはしばしば自分自身についての多くのネガティブな思考と関連していますが、鬱は万事についてのネガティブな思考に帰されるものです。悲しみは一貫した感情状態ではありません。しかし、鬱の医学的な病状は深刻な精神疾患であり、持続的な気分低下と睡眠の乱れ、食欲低下、絶望感が伴い、ときには自殺念慮も出てきます。（とはいえ、何日も何週間も悲しみの感情が長引くと鬱につながる可能性があります）。悲しみと鬱では治療法が異なります。鬱と医学的に診断されれば、多くの場合に投薬が必要になる一方、悲しみであれば決して薬での治療は行われません。

## 実践練習

悲しく感じている時には、引きこもる、逃げる、思考がゆっくりになる、自分自身を孤立させる、そしておそらく泣く、といった傾向があります。悲しい時に同じことを何度も何度もするのであれば、悲しいままになる可能性が高くなります。悲しみを軽減するためには、悲しい時にいつもする活動を変えなければなりません。

## ◉自分の感情の妥当性を確認する

悲しいという状態を変える前には、自分は悲しいのであるということを認めねばなりません。自分の感情を認めることは、本書のいたるところで何度も繰り返し実行が求められるスキルです。これは内面的な経験を、それは現実であり、理解可能かつ受容可能なものとして受け入れる実践です。感情を認めて、その場の状況に合致するかどうかを判断する時間をとらなくてはなりません。自分は悲しいのだと受容したら、悲しいままでいたいのか、悲しみを変えたいのか、決断しなければなりません。自分の悲しみに自己憐憫の感情の痕跡があるかどうか自問することも重要です。なぜなら、時としてそうした思考そのものが悲しみを永続させるからです。

## ◉時間をとって何をするか答えを出す

悲しむという行動には価値があります。思考がゆっくりになり、自分自身を隔離する傾向は、自分が置かれている状況についてどうするか答えを出すための空間と時間を得るために、脳が使う手法なのです。残念なことに、悲しんでいる人の大半はそのようにはとらえないので、悲しみに対する解決策を発見するための時間をとりません。

## ◉衝動とは逆の行動をする

悲しみを克服する方法には他に、その感情に対するいつもの反応をやめることがあります。つまり、悲しい時には引きこもって自分自身を隔離するという傾向があるのならば、寝室を出て、たとえば友人に電話をしましょう。

## ◉思いやりのある行動をする

人助けだけではなく、自分の悲しみの感情を取り除くという意図をもって、他人に親切な行動をしましょう。同僚にプロジェクトの手伝いを申し出る、ルームメイトの宿題を手伝うと言う、親の雑用を手伝うといった思いやり行為ができます。そこまでするのはたいへんだと思われれば、たとえ難しいと感じられても、友人や親戚に親切なメールをして連絡をとりましょう。

### ◉リストを作る

気分が沈んでいる時には、友人や愛する人を相手に話すことを思いつくのが難しい可能性がありますの。そこで、前もって話題にできそうなこと、自分と相手にとって重要なものごとをリストアップしておきましょう。これで会話の途中に悲しみに落ち込むことを予防できます。

### チェックリスト

□自分の感情を認めましたか？
□行動への衝動に気づきましたか？　気づいたなら、衝動と逆の行動をしましたか？
□大切に思っている人で、電話できる人はいますか？
□会話の間に話したいことをリストアップしましたか？

# 8 嫉妬

## 問題

嫉妬は、あなたが本当に大切に思っている誰かを別の誰かにとられてしまうと考える時に生じる感情です。これはつきまといなどの行動につながる可能性があり、それがその人との関係の喪失を加速させてしまい、自尊心喪失にもつながってしまうかもしれません（Linehan 1993a, 1993b）。

## エリックの場合

エリックはハンサムな三十七歳の男性ですが、ＢＰＤを抱えていて、嫉妬のせいで恋愛関係を維持することに苦労しています。あるデートの時、エリックはガールフレンドとレストランのテーブルに座っていましたが、その時に彼女がメールを受信しました。それは彼女の元ボーイフレンドからのデートの誘いのメールでした。エリックはひどく嫉妬しました。エリックはその瞬間に、ガールフレンドが自分よりも元ボーイフレンドの方に関心を持っていると感じたのです。自分には魅力がないと感じ、彼女を傷つけたくなり、その場で電話を取り出して、最近仕事で知り合った女性に電話をかけると、その週のうちに一緒に食事をできないかとたずねました。エリックとガールフレンドはその直後に別れました。

一カ月後、エリックは別の人とつきあっていました。交際を始めて三週間後、新ガールフレンドは母親に会いに行きました。彼女の母親は脳出血を起こし、入院していたのです。彼女は帰省中、電話の電源を切っていました。エリックは彼女が病院にいることを忘れていたので、彼女が電話に出なかった時に半狂乱になって、彼女は別の男性と一緒なのだと想像しました。彼は何度もメッセージを残しました。最初のメッセージは無害なものでしたが、八回めになる頃には、彼女が浮気をしていると非難して、別れるべきだと言っていました。その後ガールフレンドは病院を出て、そのメッセージを全部聞き、エリックともそのひどい嫉妬心ともも う関わりたくないと判断しました。彼女が別れを告げると、エリックはそれに耐えられず、彼女につきまとい始めました。セッション中に彼は認めました。「ある晩、話ができればと思って彼女の家に行って、その時そこで男性を見たのです。彼女がその男にディナーを作って、座って彼と話すのを、リビングルームの外の茂みに隠れながら見ました。彼女が立ち上がって彼を抱きしめた時、もう我慢できなくなりました。玄関に向かってドアのベルを鳴らしました。彼女は驚いて、僕をお兄さんに紹介しました。あまりに恥ずかしくて、言い訳をして立ち去りました。僕に何が起こっているのでしょう？　お兄さんだとわかった時にさえも嫉妬していたのです。どうして、彼女のことを忘れられないのでしょう？」。

エリックの嫉妬は二つの異なる形であらわれています。一つ目は実際に発生したことへのリアクションで、正当化できる嫉妬とみなされます。ガールフレンドが元ボーイフレンドからデートに誘うメールをもらった時、エリックの嫉妬は正当だといえるでしょう。二つ目のタイプの嫉妬は疑惑に基づいたリアクションです。悪い行動の証拠がなければ、それは正当化できない嫉妬です。ガールフレンドは自分よりも元ボーイフレンドに関心があると感じた時、または新しいガールフレンドが電話に出なかったために脅迫や非難のメッセージを残した時のエリックの行動は、正当化できない嫉妬とみなされるでしょう。どちらの女性に関しても、他の誰かに好意がある、または浮気をしているという証拠を彼は持っていなかったのです。

嫉妬の感情には典型的な思考・身体的症状があります。

**嫉妬の思考**

- 「自分にはその人（嫉妬を感じている相手）ほど魅力がない」
- 「自分はその人ほど頭が良くない」
- 「自分はその人ほど重要ではない」
- 「その人は自分を裏切っている」
- 「拒絶されているように感じる」
- 「復讐をする必要がある」

**嫉妬の身体感覚**

- のどが詰まったような感じ
- 口が渇く
- 心拍が速まる
- 疑い深さと被害念慮

この思考のリストからわかるように、自分は相手には不釣合いだという、根本的感覚があるのです。

## 実践練習

嫉妬が、恋愛関係を実際に脅かした何かに対する、正当なリアクションである時は、自分にとっていちばん利益となることは何かを考慮すべきです。次のようにすることが自分にとって重要かどうか、決めなくてはなりません。

- 恋愛関係を守る。
- うまくいかないことを恐れているとしても、恋愛関係のために闘う。
- 関係を終わりにする。

恋愛関係を維持することが必須であると決めた場合、次のことをする必要があります。

- 大切に思っている相手と話す。
- 思考と感情も含めて、自分がどのような経験をしているか説明する。
- 脅威について、何ができるのか決める。

その関係は救済するに値しないもので、自尊心を保持するために終止符を打つべきものであるという可能性もあります。すべての関係がしがみつく価値がある関係というわけではありませんし、本当にその価値があるのかどうか、決断しなければなりません。

嫉妬が疑惑だけに基づくもの、正当でないものである場合は、嫉妬に対してＤＢＴの「逆の行動」というスキルを実践練習すべき時です。次のようにして取り組むことができます。

- あえて愛する人を独占しないようにする。
- つきまとったり、のぞき見をしたり、私的なメールを読むことなどは避ける。
- 愛する人をコントロールしたいという欲求を手放す。

逆の行動の重要な面は、嫉妬していなかったならばどのようにふるまったであろうかと考えてみることです。エリックの状況であれば、嫉妬への反応として、ガールフレンドと彼女の兄にその場で対面するのではなく、たとえば二人を一緒に翌日の夜にディナーに招くなど、反対のことができたでしょう。自分の状況では、どんな逆の行動ができたか考えてみましょう。

**チェックリスト**

□あなたの嫉妬が正当化なものか、正当でないものか、確証を得ましたか？
□その恋愛関係は本当に救済するに値しますか？
□愛する人に話をして、あなたの感情を伝えましたか？
□嫉妬していないとしたら、どのようにふるまっていますか？

# 9 罪悪感

## 問題

あなたは強烈な罪悪感を経験しています。気分は沈み、いつも人を傷つけて事態を紛糾させる、ひどい人間であるかのように感じています。自分自身を嫌っています。すべてがどうでもよいことに思えます。罪悪感は圧倒的で、どうしてよいかわかりません。

## ケンドラの場合

ケンドラは二十九歳で、間近に迫った面接について案じています。自宅で親友を待っています。親友が仕事を数時間早く切り上げて、準備を手伝ってくれることになっているのです。けれども、友人は渋滞に巻き込まれ、そのせいで遅れています。時間が経つにつれて、ケンドラは面接についてますます不安になり、友人の遅刻に腹が立ってきます。友人は到着すると、謝罪して、高速道路が事故で通行止めだったと説明します。友人が座りもしないうちにケンドラは叫びます。「私のことを思っているのなら、時間どおりに来てくれたはずでしょう！　なんて友達なの？　私にとって重要なことだってわからないの？　もう、どうでもいい――どのみち、多分採用されないのだから。私にできると思っていないに違いないわ。そうでなければ優先事項にしてくれたでしょう。出ていって！」。

ケンドラの価値下げ行動（訳注：侮辱するような行動）により、友人は出ていき、ケンドラはアパートに一人になりました。怒りはすぐに冷めて、激しい罪悪感の波に打ちのめされます。ケンドラは友人が仕事を早退するという犠牲を払ってくれたことと、友人が自分を手伝おうとしてくれていたことを認識します。このような行動をしたせいで、これまでに破壊してしまった人間関係のすべてを思い出し、ケンドラの罪悪感は深まっていきます。

## 実践練習

罪悪感は多くの人が対処しにくいと感じる強力な感情です。罪悪感を認めることはしばしばかなり苦痛であり、無価値感、絶望感につながり、なかには毒のように感じる人もいます。極端な罪悪感は、人生は生きるに値しないと感じることにつながる可能性もあります。罪悪感を経験している時の自然な傾向として、逃げる、引きこもる、自分自身を孤立させる、泣く、怒るなどがあり、自分の行動について自分自身を罰することもあります。こうした行動をとると、罪悪感がいっそう激化し、さらに孤立して孤独に感じてしまうでしょう。罪悪感を和らげるため、あらためて自分自身の価値観と道徳観にのっとった方法で、修復の努力ができますし、人間関係に対処することができます。以下がそのやり方です。

### ◉自分の価値観を見きわめる

罪悪感は通常、自分なりの価値や道徳の基準に反する何かをしてしまった時に生じます。（自分の価値観に違反することなく罪悪感を持つこともありえますが、その場合には違う方法で対処します。あとの「あやまちを手放す」の項目を参照してください）。価値、価値観とはその人の行動原理であり、その人にとって大事なもののことです。価値観は、自分がどうふるまうか、何を優先するかを考え出すことを助けてくれます。

人は家族、仕事、社会的行動などについての価値観を持っています。たとえば、正直であること、時間を守ること、運動をすること、自分がそうされたいように他人を遇することなどに価値づけをしている人もいます。何が自分にとって重要なのか自問することで自分の価値を特定するのが難しければ、インターネットなどに個人の価値観がたくさん掲載されているので、参考になるでしょう。自分の道徳基準を知ることが、罪悪感を変えるための第一歩です。

## ◉自分の罪悪感が正当なものか、正当でないものか判断する

次のステップは、自分の感じている罪悪感は正当なものか、そうでないのか決めることです(Linehan 2014a, 2014b)。そのためには、自分の行動が自分自身の道徳的な規準や価値観に違反するかどうかを自問しましょう。あるいは、その行動が発覚した場合に、自分の属する社会的グループに拒絶されるものかどうかを自問しましょう。このどちらかの答えがイエスであれば、その罪悪感は正当なものである可能性が高いです。どちらもあてはまらないならば、その罪悪感は正当なものではありません。これは非常に重大な区別です。

たとえば、ケンドラの罪悪感は正当なものです。彼女の行為は、友人を価値下げしない、あるいは人間関係を破壊しないという彼女自身の価値観に反していたからです。(一方、もしケンドラが家を出る時に照明を消し忘れたことで罪悪感を経験しているのであれば、それは自分の価値観に背いたわけではありません――ただのミスです。正当ではない罪悪感を持つことは一部のＢＰＤの人でよく見られますし、そうした状況であれば、罪悪感を変えるために使わな

くてはならないスキルは異なります。あとの「あやまちを手放す」を参照)。

正当な罪悪感であれば、その妥当性を認めて、自動的な行動を変える努力を続けることに誠心誠意取り組まねばなりません。あきらめてしまいたくなるかもしれませんが、そうすると気分を悪化させるだけです。ここでも、自己憐憫の感情が罪悪感や自分自身への怒りをより強烈にしているかどうか、自問しましょう。罪悪感があると、簡単にそういう罠に落ちてしまうのです。

### ◉逆の行動を試す

罪悪感に対処する場合にも、いつものリアクションの反対のことをすることが苦痛の緩和に役立ちます。罪悪感が正当なものであれば、逆の行動は謝罪をして、外れてしまった道から戻る方法を探すことです。これは簡単なことではありませんが、気分に対して強力で前向きな一撃を与えるでしょう。

### ◉今後のために方略を立てる

その行動を二度としないように誠心誠意努力しましょう――今後、類似の状況になった時にどのように対処するか、計画を立てるとよいでしょう。セラピストに助けを求めてもよいでしょう。

### ◉自分の行動に対する責任をとる

自分の行動の結果を受け入れて、それからマインドフルネスの技法を活用し、その出来事についていつまでもくよくよしたり、過度の謝罪をしたりしないようにしましょう。そうではなく、忘れる努力をしましょう。罪悪感を持つ行動を反復して考え、身動きがとれなくなってしまうのは簡単ですが、それも状況を悪化させるだけです。

### ◉あやまちを手放す

正当ではない感情は、正確な情報を与えてくれないので、役には立ちません。罪悪感が状況に合致しないものであれば――つまり正当なものでないのであれば――繰り返しその場面に立つことが役に立ちます。先ほどの例でいえば、ケンドラは家を出る時に照明をつけたままにすることに取り組み、そしてそれを気にしないようにする練習をするでしょう。不思議なことに、反復的な練習によって、罪悪感を持つべき時とそうでない時を脳が区別し始めるのです。この実践練習を自分自身の正当でない罪悪感情で試してください。

**チェックリスト**

□あなた自身の価値観や道徳観に反する行動をしたのでしょうか？
□あなたの罪悪感は正当なものですか？　正当ではないものですか？
□逆の行動を試しましたか？　謝罪しましたか？
□今後の類似の場面に向けて、計画を立てましたか？
□あなたの行動の結果を受け入れましたか？
□あやまちを手放し、自分への思いやりを発見できますか？

# 10 恥

## 問題

あなたはとてつもない恥を感じています。何らかの行動をしたことから生じた困惑感や罪悪感の経験とは異なるものです。恥は私たちの自己の感覚に直接関連している感情です。自分はおぞましい、あるいは軽蔑に値するという感覚であり、人間としてまったく受け入れがたいのだという感覚です。

## サマンサの場合

サマンサは十九歳で、恥の感情と格闘しています。二つの理由で恥を感じています。一つは、六歳の時に従兄から虐待を受けて、そのことは自分に非があると感じていることです。彼女はこの従兄が参加する親族の集まりには尻込みしがちで、長年悪夢に苦しんできました。二つ目の、より最近の恥は、自分とボーイフレンドのためのマリファナを購入するために、近所の人からお金を盗んだことから起こっています。ボーイフレンドが数カ月前にサマンサにマリファナを教えました。マリファナは不安の緩和を助けてくれるとサマンサは思いました。けれども彼女にはいつもマリファナを買うほどのお金はありません。サマンサは窃盗を理由に自分がおぞましい人間であるように感じているのですが、ボーイフレンドと一緒にハイになることが本当に気に入っているのです。彼女は虐待と盗みの件は是が非でも秘密にしておきたいと思っています。必死に、自分の状況や感情について考えないようにしています。

## 実践練習

多くの人にとって、恥は寛容することが最も難しい感情の一つです。しばしば回避的な行動をとったり秘密にしたりしますが、この両方が他でもない、そこから解放されたいと思っている恥の感情を強化してしまいます。恥に対処する方法は、恥を減らすために逆の行動を行うスキルを使うことであり、その第一歩は自分が感じている恥が正当なものかどうかを判断することです。その行動はあなたの価値観に反していますか？　その行動が発覚したら、友人たちに拒絶されるでしょうか？　イエスであれば、その恥は正当なものです。どちらもあてはまらなければ、その恥は正当なものではありません。これは非常に重要な区別です。
ＢＰＤを抱える人は、しばしば多くの正当なものではない恥で苦しみます。サマンサは両方と葛藤しています。虐待に関しての恥の感情は正当化されません。自分ではそう感じているとしても、彼女が虐待を引き起こしたのではないからです。（このような感じ方をすることは虐待の被害者にはよく見られます）。しかし、窃盗は彼女の価値観に反するものであり、お金を盗ったことについての恥の感覚は正当化されます。正当な恥と正当でない恥は異なる方法で処理しなければなりません。

## 正当な恥

恥が正当なものである時には以下のスキルを使いましょう。

**◉逆の行動をする**

自分がいつも行うことに注目し、それが効果的でないものならば、反対の行動をしましょう。

**◉逸脱を修復する**

自分が行ったことの埋め合わせをする方法を探しましょう。

**◉謝罪する**

何であれ、恥の原因になっている行動について、率直に、直接、謝罪しましょう。

**◉約束をする**

今後二度とその行動をしないと心から誓いましょう。

**◉結果を受け入れる**

できるだけ潔く自分の行動に対しての責任をとりましょう。

**◉恥を手放す**

マインドフルネスの実践をしてもよいでしょう。

**正当でない恥**

恥が正当化されるものではない時には、以下のスキルを使いましょう。

**◉行動を繰り返す**

恥の原因になった行動を頻繁に繰り返しましょう。その感情が弱まるまで、何度も繰り返して経験する練習をします。直感に逆らうものだと感じられたり、恐ろしく感じられたりするかもしれません。これは非常に難しいスキルで、実践すれば強力な結果が出る可能性があります。サマンサはセラピストとともに、これらの感情に自分自身を暴露する方法を探ることになるでしょう。従兄についての記憶や隠していたことを伝えます。彼女とセラピストは、困難な状況のリストを作成して順位をつけ、最難関の状況には最後に対処することになります。これは独力で行うようなワークではありません。

**◉引き金となるものに直面する**

恥ずかしいと感じさせるものごとを回避するのではなく、接近することが課題となります(Linehan 2014a, 2014b)。

## チェックリスト

□あなた自身の価値観や道徳観に逆らう行動をしたのでしょうか？
□あなたの恥は正当化なものですか？　正当ではないものですか？
□逆の行動をしましたか？
□あなたの恥が正当なものである場合、償いをして、恥を手放すよう努めましたか？
□あなたの恥が正当なものではない場合、その行動を繰り返し行っていますか？

# 11 恐怖

## 問題

恐怖感は、大切な誰かを失うのではないかという心配のせいで、自分と相手との間に必要な境界線を引くことを妨害します。恐怖のために、必要なことを実行しないと、他人にはあなたの境界線がわからないので、あなたを悩ませる行動をし続けることになり、またあなたは自分が怯える状況を克服できないことになります。

## キャスリンの場合

キャスリンは二十二歳、大学二年生で、最近おしゃれなビジネスホテルのロビー担当の夜間シフトで働き始めました。両親と親友が彼女をとても誇りに思うと言ってくれた時、うれしく感じました。けれども、ルームメイトはもうキャスリンと夜のパーティーができないことに気分を害しています。彼女はキャスリンに、「負け犬、パーティーに出ないとずっとボーイフレンドを見つけられない」などとメールを送ってくるようになりました。キャスリンはそのメールにひどく傷つきましたが、ルームメイトに嫌われるのではないかという恐怖のせいで、境界線を引くことを恐れています。

## 実践練習

恐怖を克服するためには六つのステップがあります。

### 1．その感情を恐怖として認識する

これが第一歩です。恐怖は適応のために人に生じる反応なので、本物の危険が存在する状況では、恐怖を経験するのが当然であり有用でもあります。恐怖はいわゆる「闘争または逃走」反応を誘発し、素早く断固として対応できるように心身の準備をします。恐怖による身体症状、思考、衝動には次のようなものがあります。

- 不安の高まり、パニック

■その状況を回避したり逃げだしたりしたいという強い欲求
■「非現実」のように感じること、他人ごとのように感じること
■発狂してしまう、正気を失ってしまうのではないかという恐怖
■失神しそうだと感じること
■他人に評価・判断されるという思考

## 2. 恐怖を妥当なものだと認める

恐怖を認識したら、自分が恐怖を抱いていることが理にかなっているかどうかを判断しなければなりません。恐れるという選択をしているのではありません。恐怖がただただ存在するのです。自分を害する可能性のあるものについての恐怖であれば――たとえば、猛毒のガラガラ蛇と同じ部屋にいるとしたら――それは正当な恐怖です。キャスリンについていえば、ルームメイトとの間に境界線を引くことの恐怖は正当なものではない恐怖です。境界線もルームメイトも彼女を身体的な危険に陥れるものではないからです。キャスリンが友人の喪失を恐れていることは理にかなっています。けれども、境界線を引かないことは彼女自身の価値観に合致していません。

## ３．恐怖の衝動とは逆の行動をする

恐怖は、状況に対処することができないことをあなたに伝えてきます。自分自身のために立ち上がるということは、このような思考方法に挑戦し、恐怖が間違っていると証明することになります。何かができないことを恐れて、逃げだしたい時には、引き下がりたいという衝動とは反対の行動に出ましょう。恐怖に挑戦するのです！

## ４．反復思考をしない

ＢＰＤを抱えていると、しばしば自分自身の習慣的思考にとらわれてしまい、いつまでも反復してしまいます。時としてそうした反復思考はその状況が大惨事でもあるかのようにとらえることにつながり、ある状況を、実際に直面しているよりもはるかに悪いものだと想像してしまうのです。頭の中でその状況を何度も再生することで、それにとらわれたままになります。反復思考を把握して、それが心の創造物にすぎないと気づけば、恐怖で麻痺している場合よりも、効果的に状況に向き合うことができる見込みが高くなります。

## 5. ゴールから目を離さない

キャスリンのゴールは、仕事を続け、新たに発見した自尊心を危うくするような状況には近づかないというものです。これが重要なことであり、健康的な生活という自分のゴールと一致するものだということがわかっていると、自信を持って境界線を引くことができます。恐怖に直面している時、自分のゴール、そしてそのゴールが重要であることを思い出しましょう。ゴールを設定したことについて謝罪をしてはいけません。前進のために必要なものに他ならないのです。

## 6. 自分の本能を信じて、迅速に行動する

直面している恐怖が本物の恐怖のこともあります。たとえば、ふられたことに怒っている、身体的な虐待を加えていた元ボーイフレンドを見かけて、本能がその場を去るように伝えてくる場合などのように、危険になりかねない状況にあると気づいた場合には、逃げましょう。恐怖が正当なものでない場合もあります。現実的な脅威はなく、心の中で脅威を創造しているのです――「友人たちは私のことが嫌いなのだ」といった心配の思考とともに。恐怖が思考の中だけに存在するならば、その状況を避けて逃げてはいけません。恐怖に目を向けて、できる限

りすみやかに対処しましょう。ずっとあとまで放置したり、全面的に回避したりすると、苦しみの中で立ち往生したままになります。結末がキャスリンの恐れること――友人が彼女のことを負け犬だと考えるようになる――であったなら、すぐに恐怖に対処するということはすぐに答えがわかるということです。対処しないで何週間も待つことは、結果を知るまでに何週間も苦しむ――そのうえ、恐れていた結果が出る――ことになります。

## チェックリスト

□自分が恐怖を経験しているという確証を得ましたか？
□状況を考慮することで自分の恐怖は理にかなっていると妥当性を認めましたか？
□自分の恐怖を回避する衝動を認識して、その代わりにそれとは逆の行動ができますか？
□考えうるすべてのマイナスの結末について、反復思考を重ねていませんか？

□自分自身のために設定したゴール、そしてそのゴールがあなたの人生を先に進めてくれることを心に留めていますか？

□自分自身の賢明な心（訳注：賢明な心とは理性的な思考と感情的な思考の両者が統合された思考をいう）に耳を傾けていますか？　すべきことの実行を先延ばしにしていませんか？

# 12 嫌悪感

## 問題

嫌悪感とはあなたの気分を悪くするようなことに対して経験する反応です。嫌悪感を誘発するもののいくつかは生まれながらに持っているもので、たとえば腐敗した食物の匂いやある種の植物の苦い味などがあります。これらのものごとについての経験は、学習されたわけではなく、生まれ持っての拒絶反応を引き起こします。しかしながら、別のタイプの、学習された嫌悪感が存在します。他人の行動によって喚起される嫌悪感です。

## スカーレットの場合

スカーレットは二十四歳で、恋人がほしいと必死になっています。過去に多くの交際をしていましたが、性行為に嫌悪感があります。オンラインの出会いサイトに参加して、キスは好きだけれども、性交に興味がある人はお断りと具体的に書きました。特に、裸になることや体液が嫌なのです。最終的に童貞で、やはり性交に関心がないと言う男性と会いました。最初のデートのあとで、二人が彼女のアパートに戻ると、彼はさっさと服を脱いで、性交を提案しました。彼女はその行動にむかついて、即座に彼をアパートから蹴り出しました。

## 実践練習

以下が嫌悪感の克服方法です。

### ◉その感情が嫌悪感であると認識する

一般的には、嫌悪反応があると眉は引き下がり、鼻に皺が寄り、上唇は引き上げられ、下唇は緩み、舌が突き出されます。これらの顔の表情は実際の嘔吐の前段階として起こるものです。吐き気や腹部の不快感がある場合もあります。

### ◉嫌悪感を妥当なものだと認める

自分の反応を嫌悪感であると認識したら、嫌悪感を経験することはもっともであると認めましょう。腐った食べ物を目にしているならば、それで気分が悪くなることは理にかなっています。「それを食べるな、さもないと具合が悪くなる」と身体が語っているのです。嫌悪感が誰か他の人の行動によって引き出された場合、重要な実践練習は、それが自分の道徳的価値観に反するのかどうかを判断することです。

もちろん、それが自分の道徳的価値観に背くというだけでは、その行為が非道徳的であるという意味にはなりません。ある行為の道徳性について、嫌悪感が正しい情報を与えてくれると信ずるべきではないのです。けれども、その行動が自分をむかつかせるものであると認めることはできます。行動は文化によって異なり、違う文化の出身の人の行動で気分を悪くすることもあるでしょう。自分にとってうんざりすることがらが、別の場所では受け入れられることであっても、それでもなお、嫌悪感を持つことは妥当であるという事実に注目しましょう。

### ◉嫌悪衝動とは逆の行動をする

スカーレットの場合、彼女は性交への嫌悪反応を克服せねばならないと決めました。彼女の価値観に敬意を払い、性交をしないという要求に同意してくれる男性に出会ってから、特にそう感じました。彼に魅力を感じるようになっていって、最終的には自分が彼から性的な刺激を受けるようになったことに気づいたのです。スカーレットは性交と嫌悪を結びつけたくないと判断しました。その嫌悪感は何の目的にもかなわないもので、愛情を持っている相手と親密になることを妨害していたのです。

嫌悪感を変化させる唯一の方法は、嫌悪感を持たずにそれに耐えることができるところに到達するまで、自分自身を嫌悪対象に繰り返しさらすことです。スカーレットは、男性と出会って交際を始め、結婚したという想像をし、いつの日かその人と子どもを持つことを想像して、最終的にこれをやりとげました。彼女は性行為への暴露にも同意しました。嫌悪感のせいで、ボーイフレンドに拒絶されていると感じることを恐れていたため、すぐに性行為をしたくはありませんでした。代わりにとても官能的な映画を鑑賞し、最終的にはポルノ映画も見て、とうとう、性行動が気分の悪いものであるとはもはや感じなくなりました。

他に、新生児の親のなかで子どもの汚れたおむつに最初は嫌悪感を持つ人にこの方法が役立つ例があります。時間とともに、嫌悪感は減るのです。他人の子どもの汚れたおむつにはうんざりするとしても。

## チェックリスト

□自分が嫌悪感を経験していると確証が得られましたか？
□あなたの過去の経験と信念を考慮し、自分の嫌悪感は妥当であると認めましたか？
□その状況に背を向けたくなる衝動を認識して、その嫌悪衝動とは逆の行動ができますか？
□自分の嫌悪感を道徳上の意見の違いと同一視していませんか？
□その状況に自分自身を繰り返しさらすことにすすんで取り組むことができますか？

# 第3章　孤独

# 13 捨てられることへの恐怖

## 問題

あなたは身近な人が自分から離れていくのではないかと恐れています。自分がその人にとって負担になりすぎていると思い込んでいるのです。あなたを見捨てたいとその人たちが望んでも当たり前であるとあなたには思えます。

## ジョンの場合

ジョンは三十四歳の男性で、妻に捨てられるのではないかと怯えています。妻に腹を立て、その後は許しを乞うのです。このパターンが何年も続いています。しばらくの間は妻は子どもをほしがっていましたが、この数カ月はもう気持ちがはっきりしないと言っています。ジョンはこれで関係が終わるのではないかと心配しています。

このような状況では二つの行動パターンが見られます。一つ目は、妻が出ていかないように、ジョンが必死の譲歩をして、できることは何でもするというパターンです。このアプローチの問題は、ジョンが自分の価値観やニーズを傷つけて、もっともな懸念をはっきり言わないであろうことです。二つ目のパターンは、ジョンが妻に度を越したほどにしがみつくというものです。妻の電話を盗聴したり、携帯電話やパソコンのメールを読んだり、車を追跡したりという行動を始めかねません。妻の交友関係に嫉妬するようになり、他の人に会うのを邪魔しようとするかもしれません。妻が自分を優先していないと感じると、激怒して、傷つけたり価値下げをしたりするようなことを言う可能性もあります。

これこそが、多くのパートナーを燃え尽きさせて、別れたい気持ちを駆り立ててしまう行動に他なりません。多くのパートナーはこのような行動に脅威を感じるからです。パートナーは二人の関係に信頼が欠如していることに怒りを感じるのです。残念ながら、捨てられることを恐れる人は時として、パートナーの行動、思考、感情をコントロールしようとする極端な行動に出ます。脅迫、自傷という脅し、さらには暴力という手段まで使うことがあります。そうなると、それがまさにジョンが恐れる行動につながるでしょう。妻が自分のもとを去るのです。将来の関係においても、捨てられることを恐れるパターンが過度に相手をコントロールする行動につながり、愛する人はその激しい嫉妬や激怒の行動に耐えられずに去っていくという点で、これが自己充足的な予言になってしまう（予測したことが現実になる）かもしれません。

## 実践練習

以下が捨てられるのではないかという恐怖を克服する方法です。

**◉自分がこの恐怖を抱えていることを認識する**

過剰に相手にすがりついていませんか？　嫉妬していませんか？　相手が浮気をしていると恐れていませんか？　相手が自分を優先してくれていないと感じると激怒してしまいますか？あるいは、相手が去っていくことを恐れているのではないですか？

**◉捨てられることに関連する行動を特定する**

具体的にどのような行動をとっていますか？　感情はどうですか？　思考は？　これらをすべて書き出して、自分のパターンを知りましょう。

## ◉恐怖を誘発する引き金になるものごとと脆弱性因子を特定する

相手のどの行動が恐怖を誘発しているでしょうか？　夜、疲れていると、恐怖が悪化しますか？　思考を鈍らせるような物質使用を行っていませんか？　別の人間関係が同じようにして終わったことがありますか？　具体的な事実を明確に理解し、恐れていることと事実を混同しないように。

## ◉愛する人に直接伝える

自分が恐怖を認識していることを相手に知らせましょう。自分が注意深く行動していることを知らせ、自分のニーズ、望み、ゴールについて明確に伝えましょう。自分の行動を変えたいと思っていることをはっきりさせましょう。自分の問題として責任を持ちましょう。恐怖を誘発するきっかけを減らすために、愛する人に合理的な援助を求めましょう。たとえば、「遅くなるとわかっているのならば、電話をしてください。想定外の仕事をしなくてはならなくなった場合には、私にとってあなたの不在がいかにつらいかを認めて、メールをください」のように言えるでしょう。捨てられる恐怖という問題の解決をする責任は、あなたの愛する人が負うものではありません。けれども、相手が二人の関係に価値を見出だしていて、あなたの恐怖を妥当だと認められるのであれば、助けになるようなやり方で対応できるはずです。

## ◉衝動とは逆の行動をする

認識だけで行動変化が伴わなくては、ほとんど役に立ちません。ですから、これが最重要ステップです。捨てられる恐怖に気づいた時には、その感情に基づいて行動するのではなく、証拠がない限りは愛する人を信じてあげましょう。その人に対して愛情ある行動をしましょう。電話をかけて爆発するのではなく、散歩をしましょう。関係を破壊するような行動はすべてやめて、逆の行動をしましょう。

## チェックリスト

□その恐怖の正体を特定し、明らかにしましたか？
□愛する人にはっきりと伝えましたか？
□あなたの行動への衝動はどんなものがあるか、認識しましたか？
□その衝動の逆の行動をしましょう。

# 14 孤独を感じる

## 問題

ときどき、あなたはどうにも寂しくなります。普段一緒に時間を過ごしたり、話したりしている人が誰も近くにいない、あるいは相手をしてくれないのです。この孤独は耐えがたいものに感じられ、孤独感を減らすことをあなたは切望しています。

## キャサリンの場合

キャサリンは三十二歳で、クリエイティブ・ディレクターとして成功していますし、たくさんの友人も支えてくれる夫もいます。妊娠した時、はじめての子どもの世話をするために、一年間の休業をきっちり計画しました。これはずっとしたいと思っていたことで、子どもの発育のために重要であると信じていることでした。けれども、家にいる母親として三カ月を過ごした今、キャサリンは特に孤独を感じています。同僚たちは、彼女抜きで面白そうなデザインのプロジェクトで協働作業ができますし、友人たちは定期的に出かけてお酒を飲み、踊っていますし、夫は仕事でのシフトを増やしたので、顔を合わせるのは毎日数時間です。二十四時間、乳児が一緒にいるにもかかわらず、彼女は耐えがたいような深い孤独感を感じています。

## 実践練習

以下が孤独感への対処方法です。

**◉大切に思っている誰かに電話をする**

誰かしら私たちを大切に思ってくれて、私たちの方も大切に思っているのに、連絡をして大切に思っていることを伝えることをしそびれているような存在がいるものです。そのような人に電話をして、どうしているのか尋ねましょう。そして自分の近況を知らせましょう。

**◉友人三人を選び、その人たちのためにマフラーを編む**

編み物という行為をマインドフルネスの実践練習にすることさえもできます。友人たちのために、何か親切なことをすれば、プレゼントする時にあなたの努力をどれほど喜んでくれるのかわかるでしょう。編み物が得意でなければ、特製のカードを作って、どんなに大切に思っているのかを伝えましょう。

### ◉ソーシャルメディアサイトを見るのをやめる

ＢＰＤを抱えた人が、フェイスブックやインスタグラムなどのサイトで、友人が楽しんでいる様子を目にして激怒してしまうことがあります。私たちはたびたびそういった話を聞きます。「悪いこと」やうつりの悪い自分の写真を投稿することは非常に稀で、楽しそうな様子ばかり目につくものです。ソーシャルメディアの利用が自分をハッピーにしているのかどうか、自問してください。そうであれば、けっこうなことです。とはいえ、ソーシャルメディアのせいで、より孤独や孤立を感じる時のことにも注意を払わねばなりません。そうした感情が発生した時にはいったん離れてみましょう。

### ◉ボランティア活動をする

ボランティア活動は気の合う人たちと出会う方法であるばかりでなく、他人の幸福に貢献する方法でもあります。

◉泣く

ＢＰＤの人たちは自分自身を認めることに苦労します。自分が泣いていることを批判的に価値判断せずに泣くことは、自分を認める素晴らしい方法です。丸一日泣いて過ごしたくはないでしょうから、泣く時間を決め、タイマーをセットしましょう！

◉運動する

スポーツジムやヨガスタジオに通ったり、サッカーやジョギングのクラブへ加入したりすれば、気分を改善して、健康になれるばかりではなく、人に出会うチャンスも与えてくれます。社会的なネットワークを広げて、似通った関心を持っている人に出会う効果的な手段です。こうしたことが大変すぎるように思われるならば、十五分間の散歩を日課に組み入れましょう。

◉ペットを友達にする

ペットを飼い始める、またはすでに飼っているペットともっと時間を過ごすことを考えましょう。ペットを飼っていないならば、一週間ほど誰かのペットの面倒をみることを考えてみましょう。あるいは、地元のペットショップか動物保護組織、シェルターなどを訪問して、動物と遊びましょう。動物と時間を過ごすことで、孤独感が減るかどうか確認しましょう。

◉サークルに入る

ダンス、歌、詩、写真、読書、ライティングなど特別に関心を持っている活動があれば、地元で会合を持っているサークルがあるかどうか調べてみましょう。キャサリンの例でいえば、在宅のお母さんたちのサークルや親のためのネットワークに参加できるでしょう。

**チェックリスト**

□あなたの孤独を取り巻く恐怖の正体を見きわめ、はっきりさせましたか?
□愛する人に明確に伝えるか、友人に連絡をしましたか?
□ソーシャルメディアの情報から離れると孤独感が癒されましたか?
□サークルに入るか、ボランティア活動を始めるか、運動を始めましたか?

# 15 退屈を感じる

## 問題

退屈を感じていることは楽しくない存在状態です。時間がなかなか過ぎていかないように感じられ、あなたの心はさまよい歩き始めるかもしれません。ＢＰＤの人の場合、さまよい歩く心はかなり自己破壊的で、自己嫌悪的なところへと行ってしまいがちです。

## マルコの場合

マルコは頭脳明晰な十七歳の高校二年生ですが、週末が嫌いです。勉強をするのが大好きで、学校にいることが大好きであり、週末になってすることがないのは嫌なのです。木曜の晩になると恐怖に気づき、金曜日までにはかなりイライラしやすくなっています。退屈から脱する方法が発見できないと思われるので、選択権があるならば「週末は全面的に寝て過ごすだろう」

とマルコは言うのです。

するとことがないわけではないのです。実際、私たちが彼に、しようと思えばできることを質問すると、マルコは十の活動を次々に挙げます。そのリストには、映画を見る、本を読む、音楽を聴くなど、彼がしたがっていることさえも入っていました。それでも、マルコは退屈と格闘しています。

## 実践練習

以下に、退屈の感情と闘う方法を挙げます。

◉問題を定義する

あなたが経験しているのは何ですか？　万事に対する関心の欠如ですか？　普段ならしたいと思うことをする気が起こらないのですか？　本当に、できる活動が存在しないのですか？　それとも、することを何も考えつかないのですか？　考えつかないのならば、友人から助言をしてもらうと役に立つかもしれません。

### ◉他の感情を除外する

回避、孤独、自己嫌悪などの状態を感じているのであれば、解決法はただ何かをすればいいというように単純ではありません。退屈を経験しているのではなくて、別の心理状態を経験しているのかもしれないからです。退屈という言葉で自分が何を意味しているのか、はっきりさせましょう。たとえば、「私は大切にされていないと感じている」、「自分と何かをしたがる人などいないのではないかと心配している」、「自分自身が大嫌いで、誰かが自分を好いてくれているとは想像できない」などかもしれません。

### ◉興味深い活動をリストアップする

料理、読書サークルへの参加、トランプ遊び、友人とともに過ごす、絵を描く、勉強する、スポーツ、プールサイドで寝そべるなどがあります。リストには広範囲の活動を含めるようにしましょう。たとえば、真冬にプールサイドで寝転がるわけにはいきませんから、屋内の選択肢や寒い気候の時の選択肢を必ず入れましょう。

◉レパートリーを拡大する

自分にとって関心を持てると思えることが一つ、二つしかないのであれば、何か新しい活動を始めましょう。ギター演奏を学ぶ、格闘技を試す、編み物をしてみる、新しい言語を学ぶなどです。退屈対策キットの中に多くの活動があればあるほど、退屈を感じることへの解決策を見つける可能性が高くなります。

◉現実の問題を解決する

自分が感じているのは本物の退屈であるとひとたび判断したら、リストにあげた活動や娯楽に全力で取り組みましょう。けれども、好きではないあらゆる経験に「退屈」というレッテルを貼ってきたのであれば、自己判断や回避のような真の問題に対処するために、本書の他のエクササイズを探してください。

### チェックリスト

□自分が「退屈」という言葉で何を意味しているのか、定義しましたか？

□あなたが感じているのが本物の退屈でないとしたら、真の問題に取り組みましたか？

□関心のあることがらをリストアップしましたか？

□あなたのレパートリーを拡大する方法について、アイディアはありますか？

# 16 あなたにとって大切な人の不在が寂しい

## 問題

親友や家族が大学進学や就職といった重大な事情のために転居してしまって、とても寂しくなります。コントロールがきかないように感じられ、誰もいなくなった人の代わりにはならないと感じられます。あなたは孤独を感じて、どうしようもなく、痛みを感じるほどに、その人に会いたくなっています。

## カルロスの場合

カルロスは十九歳で、高校卒業後、良き友人たちは全員が引っ越していってしまいました。彼はセラピストにかかり続けられるように、また彼をおおいに支援してくれている両親の近くにいられるように、地元の学校に通うという選択をしたのです。それにもかかわらず、彼はとても孤独に感じていて、友人のことを考えるだけでも苦しくなります。フェイスブックで友人たちの写真を見ると、皆が非常に楽しんでいるように見えるので、苦痛はますます悪化します。ときどき、カルロスは友人たちが自分のことを完全に忘れてしまったように感じます。

## 実践練習

親友に対するものでも、別れた恋人でも、親戚に対するものであっても、もはや身近な生活で関わることがなくなった人がひどく恋しくなってしまう感情は耐えがたいものです。この感情に対処する、最初のステップは、それほど恋しく思っている相手は、自分の人生の中にずっといる予定の人なのかどうか、判断することです。たとえば、再婚して別の州に移住した父親については自分の人生の中で間違いなく不動の地位を持っている、と判断するかもしれません。けれども、高校時代の元ボーイフレンドで、今では大学で別の人と交際している男性については、忘れると決めることもあるでしょう。いなくて寂しいと感じている人との関係について、注意深く考えて、自分の未来の中にその人が存在しているのかどうか決断しましょう。

あなたの人生の中に留まるであろう誰かがいなくて寂しいのであれば、以下の行動をしましょう。

### ◉連絡をとり続ける

愛する人が引っ越していったのであれば、定期的に連絡をとり合えるような方法を準備しましょう。週一度、電話やビデオチャットをすることもできるし、愛する人の訪問を組み込んだ休暇を計画することもできるでしょう。

### ◉相手を思い出させるような音楽を聞く

大好きな人のお気に入りの音楽や、一緒に聞いていた音楽でプレイリストを作りましょう。これは悲しくなる可能性が高いですが、それは妥当な反応で、それでもこうすると悲しみとつながることが可能になります。取り乱してしまい、泣いてしまったら、それも自分を認めることになり、麻痺してしまったり、怒ったりするよりもはるかに良い経験です。自分を妥当と認めることになるので、泣いたり、悲しみを経験したりしたあとには、よりつながっていると感じて、落ち着き、平静になれるでしょう。

### ◉大好きな人に手紙を書きましょう

メールを送ったり、ソーシャルメディアを介して交流したりするのではなく、ペンと紙を用意して座り、その人に手紙を書きましょう。自分の経験したことを伝え、その人があなたの人生に運び込んでくれる喜びに対してその人に感謝し、その人から学んだことを挙げ、その人がいてくれることをありがたく思っていることを伝えましょう。その人との絆となっている具体的な思い出を伝えてもよいでしょう。

### ◉アクティブであり続ける

愛する人の不在がどれほどつらいか考えて、暗い気持ちでぶらぶらしていても、その人は帰ってきません。そして、あなたがそのようにしていることを、相手の人は望んでいないでしょう。忙しくしていましょう。テレビでコメディを見たり、庭仕事をしたり、料理をしたりしましょう。ヨガ、テニス、ピアノ演奏、編み物といった新しい趣味を見つける好機かもしれません。

### ◉新しい人に出会う

家族や旧友の代わりは決していませんが、新しいつながりを作ることは確実に可能です。職場や学校で、新たに誰かを広く招待してみましょう。あるいは、面白そうだと思われるグループと時間を過ごす努力をしましょう。最初は、受け入れられていると感じることが難しいかもしれませんが、人にその人自身についての質問をすることは、自分に関心を持ってもらう、優れた方法です。新しい友人を作れば、引っ越してしまった人がいない寂しさの影響は少なくなるでしょう。

あなたの人生に留まらない誰かがいなくなって寂しい場合、以下の行動が前進に役立ちます。

### ◉その感情を妥当だと認める

破局後に、別れた恋愛相手のことを恋しく思っているのなら、特に熱烈な関係であったのなら、先に進むことは非常に難しいことでしょう。感情を感じているままに自分自身に感じさせましょう。泣いたり、怒ったり、混乱していたりする必要があれば、これらのすべてを経験する時間を自分自身に与えましょう。こうした感情はどれも感じるべきではないと考えると、その人を忘れるのにかかる時間が引き延ばされてしまいます。

### ◉物理的にその人を思い出させるものを取り除く

その人が本当にあなたの人生と縁を切った——そしてあなたがその人の人生と縁を切った—

―のだけれども、なおも苦痛を経験しているのであれば、その人のことを考えさせるものはすべて排除しましょう。古い写真、服、手紙、メールなどです。思い出の品が宝石などの高価なものであれば、売るか、気に入った慈善事業に寄付するといいでしょう。万事に対処できるようになる時まで、信頼できる人にその品を保管しておいてもらうという方法もあります。

### ◉連絡をとらない

自分の人生にはもう関わらないのだと判断した人物と連絡をとり続ければ、悲しみの苦痛を克服することはいっそう難しくなるでしょう。電話をしたり、メールをしたり、ソーシャルメディアで接触したりしないように。共通の友人がいるのであれば、その相手を話題にしないように頼みましょう。たとえば職場や学校で、その人に会わざるをえない場合は、多くの感情を表現せずにただ誠実に接し、次の仕事や義務にとりかかりましょう。

### ◉ルーティン（いつもの活動）を変える

その人と一緒にしたことをなるべくしないようにし、レストランや公園など一緒に行った場所に頻繁に行かないようにしましょう。そうした行動や場所で悲しみが起こらなくなるまでです。そうすれば、過去にも実行したいと思っていたものの、その人物のせいでできなかったようなことを実行するといったことも、自分の思うようにできるようになります。

**チェックリスト**

□その人があなたの人生に関わり続ける人かどうか、判断しましたか？
□今後もその人と関わるのであれば、遠く離れていてもつながり続ける方法を考えましたか？
□その人があなたの人生に関わり続けないのであれば、その人を忘れるためのことをしていますか？

# 17　セラピストの不在が寂しい

## 問題

あなたのセラピストは産休に入ったばかりで、あなたは恐怖とパニックに気づいています。セラピストが復帰してこないのではないかと案じています。セラピストに会えなくて寂しくなり、代わりのセラピストはあまり気に入りません。代理のセラピストと話す時間の多くが、いつものセラピストがいなくてどれほど寂しいかという話で終わってしまいます。

## ユーニスの場合

ユーニスは三十五歳の会計士で、立て続けに恋愛関係の破綻を経験した末に、とうとう治療を受けると決めました。八カ月のセラピーセッションが功を奏し、はじめて恋愛関係が二カ月以上続いたのですが、そこでセラピストが妊娠していることを告げられました。五カ月後、セラピストは産休に入り、ユーニスはその間、かかりつけセラピストの同僚のセラピストに診てもらうことになりました。

ユーニスは本当にセラピストの不在を寂しく思いました。毎日が永遠のような長さに感じられることに気づき始めました。セラピーに行くたび、そのオフィスがなじみのセラピストのことを思い出させ、かかりつけのセラピストではないという理由で、代理のセラピストに腹を立てだすのです。ユーニスをもっと悩ませているのは、セラピストが二度と復帰してこないのではないかという考えでした。赤ちゃんに対して嫉妬の感情までも抱いていました。

## 実践練習

セラピストの不在を寂しく思っているのであれば、以下のことを試しましょう。

**◉全か無かの思考法と反復思考に注目する**

絶望の底にあると、セラピストが二度と戻ってこないのではないかと簡単に想像してしまいます。産休は長期にわたるものになるため、患者にとって非常に難しいものになることが多いでしょう。長期休暇も厄介ですし、病気やその他の私生活における出来事のための想定外の休みもつらいものです。

可能であれば、セラピストが不在となる期間を明確に知りましょう。たとえば産休は一般的には三カ月間です（訳注：アメリカでは出産に際しての休業は十二週間まで）。三カ月というと永遠のように感じられるかもしれませんし、セラピストが二度と戻ってこないと思い込んでしまうかもしれませんが、セラピストの不在を反復して考えることに多くの時間を費やせば、自分自身の苦痛を長引かせてしまうでしょう。反復思考と全か無かの思考に気づいたら、気晴らしとして役立つような他の活動をしましょう。友人と時間を過ごし、その友情関係やその他の関係を育てましょう。

### ◉セラピストの留守番電話メッセージを聞きましょう

些細なことに思われるかもしれませんが、セラピストの不在を伝えるメッセージを聞くと、好ましい記憶を引き出し、それを心に留めておくのに役立ちます。

### ◉セラピストを思い出させる品を持つ

セラピストは、患者がセラピストのことを思い出せるように、物や贈り物を患者に渡したり、一時的に貸したりすることがあります。たとえば、セラピストはお気に入りのペンをくれるかもしれません。セッションでメモをとる際に使っているペンです。あるいは、セラピストの不在がつらいという気持ちが特に強まった時にいつでも読めるように、手紙を書いてくれるでしょう。それとも、励ましのメッセージをあなたの電話に吹き込んでくれるかもしれません。不在の予定がわかっているならば、記憶を鮮明にしてくれるこうしたものはあらかじめ手配しておくべきでしょう。突然の病気によるお休みであれば、セラピストがすすめた本を読むというやり方でも、セラピストと共有するものを持つことができます。

### ◉一緒にしてきた努力に敬意を持つ

前に一緒に行ったワークにもう一度取り組んで、あなたが前進を続けていると発見することほど、セラピストにとってうれしいことはありません。不在の間、代理のセラピストがあなたの努力をほめちぎれば、それがまさにかかりつけのセラピストがあなたの治療を続けたいと思うようにさせる報酬になります。クライアントが昔の行動に戻ってしまえばセラピストは失望し、それまでに見られた前進の価値に疑問を感じることになってしまいます。

### ◉代理のセラピストとともに前進を続ける

「ミニ・ストライキ」行動に出て、セラピストが仕事を離れている間は何も「本当の」努力はしないと決めてしまうかもしれません。代理のセラピストとの治療ではそれほど真剣にセラピーに取り組まない、という選択をしかねないのです。そうした姿勢は自分がみじめなままになるだけです。結局のところ、セラピストのためではなく、自分自身のために治療を受けて努力しているのです。かかりつけのセラピストが休みをとったところで行き詰まったり、動かなくなったりしてしまえば、長期的な治療ゴールに近づくことはありません。代理のセラピストはいつものセラピストほどあなたのことをよく知らないでしょうが、回復に役立つような、代替となる物の見方や新しいアイディアを提供してくれるかもしれません。異なる提案を受け入れる態勢をとりましょう。

#### チェックリスト

□反復思考に気づきましたか？

□あなたとかかりつけのセラピストが一緒に行ってきたことを尊重していますか？

□セラピストを思い出すための物や録音メッセージを活用していますか？

□セラピーで、先に進むための努力を続けていますか？

# 第4章　自分の境界線を守る

# 18 ノーと言うこと

## 問題

人からのリクエストに対して「ノー」と言うことは、あなたにとって非常に難しいことかもしれません。無礼にならないかと心配しているかもしれませんし、気に入られたいがためにいつも「イエス」と言って評判をとることを気にかけているかもしれません。あるいは単に相手ともめたくないと案じているかもしれません。ＢＰＤの人は、相手が自分について悪く思うのではないか、あるいは相手が自分を見捨てるのではないかと心配するために、「ノー」と言わないことがあります。代わりに、自分の価値観に背くようなことをしてしまうのです。

## セスの場合

セスは二十二歳で、ＢＰＤを抱える同性愛者です。最近友人や家族にカミングアウト（訳注：

同性愛者であることを告白すること）をしたばかりで、その後、頼んだわけでもないのに、他の独身の同性愛者の男性たちを紹介されました。セスは交際というもの全体をゆっくりと進めていきたかったのですが、友人たちは皆興奮していて、断って友人たちを失望させたくなかったのです。紹介された人のうちの一人はずっと年上で、紹介された時は良い人のように思えましたが、すぐにセスに電話をしてくるようになり、デートをしつこく迫ってきました。セスは嫌々ながら食事に出かけ、ほどなくこの年上の男性の家に行くことになってしまいました。男性は性行為を求め、この要求はセスをとても不快にしました。ノーと言いたかったのですが、どのように伝えたらよいのかわかりませんでした。会ったばかりの人と深い関係になることと、したくないことを強制されることは彼の価値観に反していました。しかし、ノーと言う方法がわからず、相手にしたがってしまいました。この経験全体が、感情的にも身体的にも悲惨なものになりました。

## 実践練習

弁証法的行動療法（DBT：Linehan 1993a, 1993b）のFASTスキルはノーと言うための強力な方法です。FASTは頭文字をとったキーワードで、Fは公正であること（be Fair）、Aは謝罪しないこと（no Apologies）、Sは自分の価値観を固持すること（Stick to your values）、そしてTは正直であること（be Truthful）を意味しています。このFASTスキルを拡大して、私たちはノーと言う時のためのCLEARを創案しました。

C（Communicate directly）：直接的に伝える
「だめです。あなたの求めていることは、私にはできません」「嫌です。私はそのようなことはしません」のように明確な言葉で言いましょう。

L（Lying will lead to guilt）：嘘をつけば罪悪感につながる
嘘はつかないように。

E（Excuses and apologies are unnecessary）：弁明や謝罪は不要
ノーと言うことについて謝らないように。

A（Act now）：今、行動する

あとで腹を立てるよりも、その場でノーと言ってその状況に対処する方がよいのです。

R（Respect yourself）：自分自身を尊重する

自分の価値は他人のためにすることによって決まるわけではありません。

他のアイディアとして、以下の二つもあります。

◉ノーと言う練習をする

考えられる場面を友人と練習して、ノーと言うリハーサルをしましょう。

◉意図しているとおりのことを言う

ノーと言うつもりならば、「考えてみます」のようなことは言わないように。しなければならないことを遅らせて、ノーと言うまでによりいっそうのストレスを与えます。

**チェックリスト**

□相手に対してはっきり意思表示をしましたか？
□言い訳をしたり、謝ったりしていませんか？
□自分の価値観を守っていますか？
□その場ですぐ行動していますか？

# 19 自分の必要とするものを求める

## 問題

ある状況で何かを望んでいる時には特に、コミュニケーションは必須のスキルです。あなたが望むものが、相手にはできないことだったために、得られない場合もあります。非常に強い感情が邪魔をしていて、頼み方が効果的でなかったり、強い感情のせいで理にかなった要求から外れていたりするために、望むものが得られない場合もあります。スキルがとても高い人でも、常に望むものを獲得できるわけではないと覚えておくことは重要です。そして、ノーという答えを、その場を悪化させない方法で受容するならば、そのこと自体がその場にうまく対処する方法でもあります。

## ダスティンの場合

ダスティンは三十二歳の販売員で、家庭用品を扱う会社に三年間勤務しています。顧客と上司から褒めちぎるような評価を得てきていて、自分は昇給に値すると感じ、自分より能力の劣る人や勤続年数の短い人が昇給を受けているのは不当だと考えています。ダスティンは厚かましいと思われることや解雇されることを恐れていて、昇給の要求を伝えることが怖いのです。

## 実践練習

ＤＢＴのＤＥＡＲＭＡＮスキル（訳注：dear man は「愛しい人」の意味）は望むものをより多く得られる見込みを改善する、強力な方法です（Linehan 1993a, 1993b）。ＤＥＡＲＭＡＮはDescribe（描写する）、Express（表現する）、Assert（主張する）、Reinforce（強化する）、be Mindful（マインドフルになる）、Act confident（自信を持って行動する）、Negotiate（交渉する）の頭文字をとって作ったキーワードです。私たちはこれを拡張して、ＤＥＣＲＥＥ（訳注：decree は「掟」を意味する）という方法を考案しました。

### D（Define）：定義する

事実だけに忠実に状況を描写しましょう。意見や判断を加えないように。ダスティンは「私はこれまで三年間ここで勤務していて、給料が上がっていません。私の業務評価は常に良好ですし、毎年販売成績も向上しています」などのように言えるでしょう。「他の人の給料が増えているのは不公平です」といったことを述べるのは意見や審判であり、したがってあまり有効なアプローチではありません。

E（Expect）：予期する

ものごとが容易ではないかもしれないと予期しておきましょう。特に過去に多くの対立があった場合はそうです。しかしながら、意見対立があるとしても、ある特定の人との関係を維持するだけのために（ダスティンの場合は平穏を維持するだけのために）、自分の価値観を曲げないように。

C（Communicate）：伝える

相手と腰を据えて向き合い、自分が望むのは何であるか、はっきりと伝えましょう。その状況についてよく考えたのだということを話しましょう。求めているのは何であるのか、相手に正確に知ってもらいましょう。

R（Reinforce）：強化する

あなたの望むものを与えることの持つ意味を、相手に理解させることは、強力な手段になります。あなたの行為は、あなたの要求に応じてくれることに対して、その人に報酬を与えることになるのです。あなたの要求から得られるものが相手にないと、相手が同意してくれる可能性も低いということです。ですからダスティンは「会社にとっての自分の価値を反映するような給料をいただければ、私は今よりずっと満足して、今まで以上に一生懸命働きたいと思うようになるでしょう」のように言えるでしょう。

E（Express）：表現する

その状況に関するあなたの気持ちを知ってもらいましょう。相手にも自分の気持ちが読めるだろう、感じ方がわかるだろうと期待はしないで、「私は……」という言い方をしましょう。ダスティンは「私が仕事にどれだけ多くのものを捧げてきたか、私がどんな結果を出してきたかを考えると、私は自分が昇給に値するものと考えます」のように言えるでしょう。

E（Exhibit confidence）：自信を表に出す

多くの人は、理にかなった要求をしているのに、求めているものに値しないかのように見えてしまうふるまい方をします。自信のありそうな口調で話し、ささやいたり、どもったりしないようにしましょう。適切なアイコンタクトをとりましょう。背筋を伸ばし、肩を引いてあごを上げましょう。

以下も、望むものごとを要求することに取り組み、成功する方法です。

◉柔軟であり続ける

ゴールは他の人との健全な人間関係を維持することです。何かしらの「ギブ&テイク」がなければいけないということなのです。交渉する準備をし、代替の解決策を提供したり、求めたりしましょう。ダスティンの場合なら、昇給額は少しだが休暇が増える、あるいは退職後の資金が増えるといった昇給案に同意するかもしれません。ここで役に立つスキルが「形勢逆転」というもので、問題を相手の人が解決しなくてはならないものにしてしまう行為です。ダスティンは上司に「何がおできになるとお考えですか？」あるいは「私は二パーセントよりも大きな幅での昇給を考えていました。二パーセントではイエスとは言えませんが、私を評価してくださっていることはわかりますから、感謝しています。ここで、私たちに何かできることはないでしょうか?」のように言えるでしょう。

### ◉断固とした態度をとる

これまで人に踏みつけられても黙って我慢してきていて、過去には人からひどい目にあわされるがままであったならば、自分自身を擁護するスキルは一夜にして習得できるものではないでしょう。以前の効果的でないやりとりにつながってしまっていた思考や感情を手放す練習をしなければなりません。

### ◉自分を信じる

自分自身を信じましょう。自分には他の誰とも同じく価値があるのだと理解しましょう。自分の本能を信じましょう。あなたには知恵があります。他人の意見にあなたを定義させないように。

## チェックリスト

□問題を定義しましたか？
□うまくいかないかもしれないことに対して、準備を整えましたか？
□明確に伝えていますか？
□伝え方を強化していますか？
□自信を表に出していますか？
□柔軟になる準備はありますか？

# 第5章　気分依存的な行動

# 20 約束や責任が果たせない

## 問題

あなたは自分にとって重要な約束をします。その約束ごとが自分のゴールや重要な人間関係の維持のためになるものだと知っています。けれども、感情が邪魔をするため、あなたは約束を守ることに苦労しています。友人との夕食、試験勉強、会議への出席といった約束や責任に百パーセント本気なのですが、その時強い感情――悲しみや怒りなど――を経験し、突如としてその約束や責任がもはやあなたにとって重要であると感じられなくなり、それをやり遂げることはなくなってしまいます。約束を反故にしてしまうのです。

感情が行動に影響を与える時、それを気分依存的な行動と呼びます。このような行動にはたくさんの問題があります。第一に、自分と自分の価値観にとって重要な責任を引き受けたのですから、それを変更する時には、人生の重要なゴールや価値から離れてしまっている可能性が高いでしょう。そのうえ、決めたことを完遂しなかったと認識すれば、罪悪感、恥、後悔、さらには自己嫌悪や無価値感のような苦痛な二次的感情が残ってしまうかもしれません。第二に、約束に他の人が関わっていれば、その不履行のせいで重要な人間関係を害しているかもしれません。加えて、あなたは当てにならない、信頼できないという評判になりかねません。最後に、あなたは自分でも自分自身が信用できないと感じる結果になるでしょう。自分のゴールに到達できない、難しい仕事を完了できない、人間関係をスタートさせたり維持したりできないことを思い悩むかもしれません。気分依存的な行動が繰り返し起こると、あなたのもとに残るのは強力な感情と傷ついた人間関係ということになります。

## メイの場合

三十七歳のメイは特別に厳しい一年を経験してきました。仕事と家庭の折り合いをつけることに悪戦苦闘し、高齢の親戚の世話をし、休暇シーズンは特に大変でした。二週間前、メイは大晦日のパーティーへの招待にイエスの返事をしました。ワクワクする誘いでした。つらかった一年に別れを告げ、ストレスの減る未来を迎えることを楽しみにしていたのです。メイは、パーティーの少し前に、しばらく会っていなかった友人と一緒に服を買いに行き、それから夕食を共にするという計画も立てていました。

買い物の日は順調にスタートします。素敵な朝食を食べて、ジョギングに行き、その時にはショッピングモール探訪は普段の土曜日と違って良い気分転換になるだろうと考えていました。けれども、ジョギングから帰宅すると、まだ寝ている夫にメイは激怒します。夫はいつも彼女が寝てばかりで一日を無駄にすると文句を言っているのですが、今は夫の方が仕事に遅刻するかどうかの瀬戸際です。夫を起こしに行く時、怒りが高まり始めます。すぐに口論になり、二人とも声を荒げて、互いに相手を傷つけるような言葉を言い始めてしまいます。メイは別室に行き、泣き始めます。怒り、悲しみで消耗してしまい、今や結婚生活が終わってしまうという二次的な恐怖の感情にも襲われています。自分の怒りについて罪悪感を持ち、まったく絶望してベッドに潜り込みます。ショッピングモールに行くことなど想像できず、もうパーティーもどうでもよくなっています。具合が悪くて買い物には行けないと友人にメールをします。それからインターネットに接続して、招待への返事を「欠席」に変更し、週末の残りの時間は家にこもって過ごすのです。

## 実践練習

以下は重要な約束を守ることができない事態に対処する方法です。

## ◉自分の現在の感情にマインドフルになる

一歩引いて、自分の感じ方のすべてに注意を払いましょう（Linehan 1993a, 1993b）。状況のせいで複数の感情が起こり、心中でもつれ合い、それによって気分が悪くなってしまうことはよくあります。静かな空間を見つけ、数回深呼吸をしましょう。どのような感情を感じているのか、自問してください。身体の中に手がかりを探しましょう。泣いていますか？　筋肉が緊張していますか？　腕組みをしたり、拳を握りしめたりしていますか？　自分の中にあるあらゆる衝動に注目しましょう。人を避けたり、ベッドに潜り込みたいですか？　怒鳴ったり、何か物を投げたいですか？　自分の身体と衝動が手がかりになるでしょう。反応する前に、感じている感情に名前をつけましょう。次々に起こる感情に命名を続けましょう。どの衝動に対しても行動せず、自分が感じていることに注目し、（良い悪いを判断せずに）どんな感情か見ていきましょう。事実に専念しましょう。

## ◉その前に感じていたことを特定する

感情が変化する時、激しい感情を引き起こす前に何を考え、感じていたのか、思い出すことが難しくなる可能性があります。現在の感情にマインドフルになった今、一歩引いて、自問してください。感情がこれほど高まってしまう前には、何を感じていたでしょうか？　静かに座って、数回深呼吸をして、何が強い感情の引き金となったのか、そのきっかけが起こる前には何が起こっていたのかを考えましょう。たとえば、メイの激怒の感情は、夫がまだ眠っているのを目にした時に誘発されました。それ以前には、まったく怒ってなどいませんでした。実際、彼女は満足していて、友人に会ってショッピングモールに行くことを楽しみにしていたのです。

これが難しければ、さらにさかのぼってみましょう。何が感情を誘発したのか、その前後にどのように感じたのかを解明するために、その日のはじめから、さらには前の晩から始めて、出来事、思考、感情の連鎖を見きわめていくのです。ＤＢＴではこれを「行動連鎖分析」と呼んでいます（Linehan 1993a, 1993b）。

### ◉弁証法的に思考して、両方を妥当と認める

弁証法的に考えること、言い換えれば、一見反対の二つのものごとを同時に心の中に抱くことは、ＤＢＴの中核的なスキルです（Linehan 1993a, 1993b）。実行はとても難しいのですが、複雑な全体像を理解する助けになります。何が激しい感情を誘発したか、そしてその契機の前とあとでどのように感じていたのかを特定した時にすべきことは、その二つがたとえ正反対の

ものであっても、両方の経験を認めることです。

その経験に関して、理にかなっていることは何かを発見しなければなりません。そうしてこそ、その瞬間の知恵が見つかるでしょう。「…すべきだった」、「…すべきではなかった」という言葉を使うことは避けましょう——感じたことについて、意味の通ることを探すのです。たとえば、メイがショッピングモールに出かけて友人に会うのだとワクワクしていて、夫がまだ寝ていると気づいて怒り、夫を起こして罪悪感を持ったのはもっともなことです。すべて真実です。行動ではなく、感情を認めるのだという点に注意しましょう。メイの怒りの感情は当然のものです。しかしながら、その感情に対処した方法は効果的ではなかったかもしれません。感情の妥当性を認めることは、行動を変えて人間関係を修復することにも役立つでしょう。

### ◉自分の長期的ゴールを思い出す

約束を反故にする時は、しばしばその瞬間の感じ方に基づいて決断をしています。結果として、自分の長期的なゴールに気持ちが向いていないのです。ゴールが完全に心の外に出ていってしまう人もいます。弁証法的思考ができるようになり、すべての、そして対立しがちな感情経験を認められるようになったら、一歩引き、長期的なゴールを特定しましょう。対人関係のゴールについても、特定の課題に取り組む、完遂するというゴールについても考えましょう。手帳などに長期的なゴールのリストを書いておくと、約束したことを変えてしまいたい衝動に気づいた時に参照できるので、役に立つかもしれません。

## ◉約束を破る前に数時間待つ

できれば、約束ごとやゴールを変更する前に二〜二十四時間の時間をあけるようにしてみましょう。その瞬間の自分の感じ方によってその場ですぐに反応をすることは避けましょう。メイの例でいうと、ショッピングモールに出かける約束については決断を待つことができなかったかもしれませんが、パーティーへの招待に対する返答を変えたり、夕食の計画をキャンセルしたりすることは、待つことができたはずです。

計画をとりやめにする前に、落ち着いて冷静に考えて一時停止することで、自分を認め、DBTスキルを使い、感情の強度が下がるかどうかを確認する時間をとれます。感情が激しいときには、自分がとることのできる選択肢についてしっかり考えることが非常に難しくなります。感情が巨大化していると、脳の思考と論理を司る領域があまり活動しなくなるせいです。長期的なゴールを保持する努力として、感情がおさまるように時間をとりましょう。そうすれば、ある時点では自分にとって大切であった約束を変更することに関して、メリット、デメリットの両方をしっかり考えられるでしょう。

## チェックリスト

□自分の感情の妥当性を認めましたか？
□長期的なゴールを具体的に特定しましたか？
□長期的な影響を及ぼしかねない決断を下す前に、少なくとも二時間は待ちましたか？

## 21 仕事や学校を辞める

### 問題

あなたはみじめに感じ、評価されていないと感じています。ただベッドに横になって、世の中に対峙したくないと望むばかりです。学校あるいは仕事でしなければならないことがありますが、あなたの衝動は「行きたくない」というものです。起き上がり、シャワーを浴び、服を着て、家を出るまでに三十分しかありません……これだけの努力が、押しつぶされそうなほどたいへんなことに感じられます。

### ヘザーの場合

十九歳のヘザーは地元のコーヒーショップで六カ月間バリスタとして働いていて、これほど長く続けられたことを誇りに思っています。すべてが順調でした。あと六週間続ければ、少し給料が上がり、健康保険や退職後の厚生計画の資格も得られます。これまでの仕事はすべて数日しか続かずに辞めてしまっていました。ヘザーは現在の同僚や客が気に入っていて、仕事のおかげで日常生活の嫌なことから気が紛れる程度に忙しくしていられました。けれども、昨夜、ボーイフレンドとケンカをして、今ではそれが何もかもおしまいのしるしだと感じています。圧倒され、みじめに感じさせるような、破局思考を経験していることに気づきます。もう十分な睡眠をとったのに、ギブアップしてベッドの中にとどまりたいのです。

仕事や学校を辞めることには長期的な結果がついてきます。あなたの評判を害するでしょうし、推薦状を得ることはほぼ不可能でしょうから、仕事を得ることが難しくなります。「すぐやめる人」だと思われてしまうでしょう。学校にとどまることが困難で、退学が最善の解決策のように思われたら、学位なしで満足のいく仕事を見つけることははるかに難しいと理解しましょう。復讐心から仕事を辞めようとしているのであれば、大半の仕事は他の誰かによって容易に埋め合わせができることを思い出しましょう。あなたの辞職が職場にとって一時的には不都合であっても、別の誰かがそのポジションにつけば、あなたはすぐに忘れられてしまうでしょう。自己主張をしたことにはならず、もっと悪いことに失業者になってしまいます。そのうえ、同僚たちと友人関係を築いていても、うまくいかなくなるでしょう。あなたが信頼を失うだけでなく、あなたが辞めるとその分のシフトをその人たちがカバーしなくてはならなくなるのです。最後に、収入や福利厚生の面で仕事に頼っていたのならば、そのすべても失うのです。

## 実践練習

仕事、学校、その他の重大な責務を辞めたくなってしまう傾向と闘う方法を示します。

### ◉自分が身動きがとれなくなっていることに気づく

最初のステップは、自分は次に何をすべきかわからずに呆然としているのだと認識することです。視点を変えるという技が有効です。「私は身動きがとれない」と言うのではなく、自分自身の名前を使いましょう。ヘザーの例なら「ヘザー、あなたは身動きがとれなくなっていて、ベッドから出て仕事に行くことに悪戦苦闘しています」のように言えるでしょう。自分の名前を使って言うことで、自分自身のフレンドリーな助言者になれるのです。

### ◉関係のない状況を切り離す

もしかしたら、親とケンカしたせいで、それとも海辺での休暇中に雨に降られたせいで、動揺しているのでしょう。いつでも、自分が動揺しているのはもっともであると認めることはできます。けれども、雨もお父さんとのケンカも、仕事や学校を辞めるべきかどうかには関係がありません。ヘザーは「ボーイフレンドとの間で昨晩起こったことのせいで、私は本当に動揺している。けれども、そのことは仕事とは無関係だ」などと言えるでしょう。

## ◉自分の価値観を考慮する

仕事や学校に行きたくない理由が、その場所に関係しているのであれば――上司や同僚ともめた、あるいは教授や仲間の学生ともめたなど――その場合は起こったことが自分自身の価値観に反するのか、あるいは恥を感じさせているのか、判断する必要があります。たとえば、しょっちゅう遅刻して上司から叱責を受けたとしたら、罪悪感や恥の感情を経験するでしょう。この場合には上司のフィードバックを真剣に受け止めて、遅刻癖を矯正する努力をすべきです。また、「より良いシフトで仕事をしたければ自分とデートをするように」と上司に言われたのであれば、このような行動を許している職場で働きたいのかどうか、真剣に考えた方がよいでしょう。

## ◉自分の長期的ゴールを見直す

そもそもなぜ今の仕事をしているのか、そしてその仕事が自分の人生計画にどのように合っているのかを思い出しましょう。仕事に行かないということが、このゴールに合致しているのかどうか判断しましょう。ヘザーにとって、仕事を継続できているというプライドと、自分自身や人に対して自分にはできるのだと証明することは、長期的ゴールに合っていました。

## ◉良い点と悪い点のリストを作成する

仕事に行くこと、また仕事に行かないことの両方の良い面と悪い面をそれぞれ見きわめましょう（Linehan 1993a, 1993b）。

## ◉衝動とは逆の行動をする

仕事あるいは学校に行かないということが自分の現在の気分に基づいていて、自分の長期計画とは合わないという結論に達したら、その時は衝動とは逆にふるまいましょう。ベッドにとどまりたいという強烈な願望を経験しているなら、代わりに起きて出かけるのです！　現在の感情状態は通り過ぎていってしまうでしょう。

## チェックリスト

□自らの身動きのとれない状態に注意を向けましたか？
□関係のない状況を切り離しましたか？
□関係のない状況ではないのであれば、自分の価値観を考慮しましたか？
□辞めることはあなたのゴールと一貫性がありますか？
□辞めたいという衝動と闘うために、逆の行動ができますか？

## 22 スキルが役立っていないと感じる

### 問題

あなたは困難な状況に対処しようと試みてきて、何をしてもだめなように思われるのであきらめかけています。強力な感情はやる気を消滅させ、何をするにも多大な努力を要します。何もうまくいかないように思われます。どれほど必死に努力しても、万事が崩壊していくだけのようです。あなたが習得したスキルはどれも、以前は効果があったものさえも、今では無効になってしまったかのようです。

### ジェイソンの場合

二十八歳のジェイソンは、ガールフレンドと破局してから、自分の全世界が崩壊していくように感じました。それまで一年以上、薬物の使用や自傷行為をせずに過ごしていたので、回復の途についたと感じていました。けれども、ガールフレンドが去った時、ジェイソンは自分自身を「感情の寄せ集め」だと言いました。散歩に行こうとし、部屋を掃除しようとし、深呼吸をしようとし、気を紛らわせようとしますが、ジェイソンの心は彼女がいないとどれほどひどい気分になるかということに戻ってしまうのです。自分が試しているあらゆるスキルが役立っていないことについても考え続けています。

## 実践練習

何も役に立たないかのように感じてしまうことはＢＰＤを抱える人にはよくある経験です。CAn DO IT というキーワードが、何も助けにならないという感じ方を終わりにするためのステップです。

1．C（Commit to persist）：継続するよう力を尽くす

何もうまくいかない時、ベッドから出たくない、やめたい、薬物使用や自傷などの自己破壊的な行動に戻りたいと望むことは簡単です。こうした不適応な行動ではなく、何かしら、何でもよいので、実行するが勝ちです。そのようには感じられないとしても。試し続けることに誠

心誠意取り組みましょう。長い間闘いを続ければ続けるほど、勝利の見込みが高くなります。

## 2．A（Acknowledge self-validation）：自分の妥当性を認める

とても難しいことなのだと認めましょう。この種の苦悩状態にある時に、その感情が起こることは理にかなっているのだと思い出してください。自分の経験が妥当だと認めることを忘れていないか、自問しましょう。そう感じているにもかかわらず、頑張りすぎていたり、あまりに多くを行おうとしていたりしませんか？　何も成功を感じられない結果として、さらなるフラストレーションが出てくる可能性もあります。落ち着いてゆっくり考え、深呼吸をしましょう。自分が感じていることを認め、自分が努力していることを認めましょう。

## 3．D（Define your goal）：ゴールを定義する

みじめで敗北したままでいるのではなく、「自分のゴールは何か？　自分のしていることはゴールに到達することに役立っているのか？」と自問しましょう。スキルが役に立たない時、それはたいてい二つの理由のどちらかによるものです。一つ目の理由は、実際の問題を定義していないというものです。たとえば、友人が食事の約束を守らなかったので悲しくて、母親に

腹を立てているとしたら、問題は食事の約束の件で悲しくなっていることです。その感情への反応としてお母さんとケンカをすることは解決策ではなく、他の問題を生み出す可能性が高いでしょう。この場合の問題は「友人が約束を守らなかったので悲しい」と言えます。解決策は友人との関係に対処することでしょう。あるいは友人関係が終わろうとしているのであれば、友情の喪失を悼むことでしょう。新しい行動がうまくいかない第二の理由は、定義した問題に対して間違ったアプローチをしているというものです。たとえば、長距離のジョギングをすることが気分を向上させる状況もあるかもしれませんが、すでに疲労困憊している時には役に立ちません。

ですから、最初にすべきことは明確にゴールを定義することです。ここでの例では、ジェイソンは別れたガールフレンドについて考えることをやめたかったのです。しかし、部屋の掃除をした時、ジェイソンは彼女が自分のために買ってくれたたくさんの衣服を目にして、それが原因で強烈な感情が戻ってきてしまいました。この状況では、部屋の掃除は彼の苦痛を減らす役には立っておらず、彼をゴールに向かって動かしてもいませんでした。

4. O（Open yourself to one thing in the moment（Linehan 1993a, 1993b））：

### その瞬間の一つのことだけに意識を向ける

ゴールを定義したなら、多くの場合、一つの行動で問題を解決することは不可能だとわかるでしょう。そこで、複数の異なる解決方法を試してください。ただし、一度に一つだけ実践しましょう。最初の解決策が功を奏さなければ、次のアイディアに進み、そうしたらその瞬間にはその一つだけを実行するのです。ゴールに近づけてくれる課題を一つずつ、成功を体験しましょう。

### 5．I（Initiate generosity）：寛大になる

過度に自己に焦点を当てたり、自己に夢中になったりすることは、強い感情的苦悩があれば自然ななりゆきかもしれません。自分自身から注意を逸らして、誰か別の人、大切に思っている人に、親切な思いやりの行為をすることが大事です。別の誰かに何か親切なことをする時、気分は向上し、自分自身への思いやりも発見するでしょう。

### 6．T（Thank life）：生きていることに感謝する

人生におけるすべてのフラストレーションや障壁は、その瞬間にはそのようには感じないと

しても、より効果的で巧みな生き方を実践するチャンスです。自分の中にそれを見つけたならば、生きていることに感謝しましょう。困難な瞬間に対処する機会を与えてくれたのです。これは最も難しい実践事項かもしれません。苦しんでいる時には感謝の気持ちについて考えることが不可能のように思われるからです。練習する時、寛大でいましょう。時間とともに、人生があらゆる種類の困難な課題に対して準備を整えてくれるのだとわかるでしょう。課題の一つひとつが克服のチャンスとなりうるのです。困難な瞬間を天からの贈り物として受け入れられれば、それが感情を支配して苦しめるものではなくなるでしょう。

**チェックリスト**

□スキルが機能しないという自分の思考を把握しましたか？
□自分が投げ出しかけていることを認識しましたか？
□CAn DO IT を実践しましたか？

# 第6章　非現実のように感じる

# 23　自分に現実感が感じられない時

## 問題

あなたは、特にストレスがかかっている時、ときおり自分が現実のものではないような、自分が自分の身体の外部に存在しているように感じられることがあります。問題は、自分が何者であり、自分の経験が何であるのか理解しがたいということです。他人と関わりを持つことや多様な活動に参加することは、特に自分が何であり、何ではないのかがわからない場合、複雑すぎると感じられる可能性があります。

## ジョージナの場合

ジョージナはＢＰＤを抱える二十四歳の女性で、五歳から八歳の間におじから性的虐待を受けるという経験をしました。彼女はセラピーにやってきて、「先日、仕事に向かっている時に、突然オフィスの窓を通して自分自身を見ている自分に気づきました。私は前にも幽体離脱の経験がありますが、今回は今まででいちばん奇妙なものでした。過去十六年間、自分が完全に自分の身体の中に存在しているという感じがしていませんでしたし、今回は完全に遊離したように感じました」と言います。

このように現実のものでないと感じる経験は離人感と呼ばれます。これは、感情がとても強力なものになって、その感情の経験から分離してしまう時に発生します。離人感には自分の思考、感情、身体または身体のいくつかの部位を外から観察しているという感覚が含まれます。自分自身の上を浮遊している、あるいは自分が夢を見ているという感覚を経験するかもしれません。離人感を経験する人は、自分の行うことや言うことをコントロールできないと言うことがあります。自分の顔、身体、四肢が歪んでいるように感じられるでしょう。感情的には、麻痺しているように感じられるか、自分の過去について記憶しているものごとにはそれにともなう感情がないように感じられるかもしれません。

経験と感情が分離していると、人との関係を構築して維持することや、生活を営むためのことをこなしていくことが難しくなります。

## 実践練習

最初にすべきことは、自分が連続性を失っていると気づくことです。自分の分離の経験がどんなものかを知ることは必須です。もしかしたら自分の身体感覚を感じないのかもしれませんし、ひょっとすると思考が自分自身のものでなくなっているのかもしれません。離人感を経験する際に、具体的に何が起こっているのかを知っておくことが重要です。

離人化した状態から脱する最速の方法はグラウンディング（地に足をつける）という方法です。たいていの場合、離人感が強くなりすぎないうちに、土台固めができるはずです。これは自分自身を自分の感情と経験に連結させるスキルです。この状態になる最も効果的な方法は、自分を今この瞬間に留め置くようなことを何か実行することです。究極の課題は、いつも離人感を引き出すような状況を離人化しないままで経験できるようになることです。グラウンディングのスキルとしては、感情的苦痛を引き起こさずにその人を存在状態に保つような中立的な行動をとることが一般的です。

### ◉グラウンディングの技法を試す

離人感がおそってくることに気づいたならば、今この瞬間を日にち、場所といったことから言葉にしていきます。「今日は二月の十九日、木曜日です」のように言うわけです。今この瞬間に自分が何をしているのか自分自身に言って聞かせることもできます。「私は洗濯をしているところです」や「私はお茶を飲んでいるところです」のように。

離人化した状態へと引き込まれ続ける場合には、何かしら範囲を決めて、その中にあるものの名前を挙げていきましょう。たとえば、「部屋の中にある青い物」と決めて、部屋を見回して、室内にある青い色のものの名前をすべて挙げるのです。あるいは、動物と決めて、「あ」から「わ」まで五十音順に、知っている動物の名前を一つずつ挙げることもできます。

試すべき第三の技法は、片足立ちでバランスをとるというものです。バランスをとりながら、離人感を経験することは、人間にとって難しいのです。行っていることを休止して、片足立ちのポーズをとることがいつでもできます。

### ◉感覚を使うことに集中する

現実感を得るための最速の方法はおそらく、氷を握って冷たさに焦点を当てたり、強い匂いのある香油を使って濃厚な香りに注意を向けたり、味の濃いミント飴やガムを口に入れて味に集中したりというように、強力な身体感覚を介する方法でしょう（Linehan 1993a, 1993b）。これまでに離人感を誘発したことがある状況で、片足立ちのような行動ができない状況になるとわかっている時には、ポケットや鞄にミントを入れておくことを検討してみましょう。

◉助けを求める

離人感が強力すぎる場合、独力ではグラウンディングができないかもしれません。この件を知っている誰かがいてくれれば、そのような事態の際に助けてもらえるでしょう。

**チェックリスト**

□離人化し始めているという兆候に早いうちに気づきましたか？
□場所、日付、今何をしているところかを言えますか？
□何らかの範囲を決めてものの名前を挙げられますか？
□片足立ちや強いミントを口にふくむことを試してみましたか？

□支援者に助けを求めましたか？

# 24 世界が現実のものに思えない時

## 問題

自分が現実のものに感じられないという問題に関係して、自分自身のことに関しては現実感があるのに、世界の他の部分が現実のように思えないという問題があります。知らない環境に生きているかのような感覚なのです。この経験は現実感消失と呼ばれることもあります。

## グレアムの場合

グレアムはＢＰＤを抱える三十二歳の男性です。子どもの頃に近所の人から性的な虐待を受けました。近年、両親を訪問した際、子ども時代を過ごした場所にやってくると、世界が現実のものではないような感覚が誘発されることに気づきました。それは彼の描写によると、周囲の世界が動いていくのを映画館の座席に座って見ているような感覚で、周囲の出来事は映画のシーンのようなのです。自分に起こっていることを見ることはできるものの、出来事に参加はできないかのように感じます。

## 実践練習

離人感と闘うためのスキルと同様で（23「自分に現実感が感じられない時」を参照）、グラウンディングの完了を目指します。世界が現実のものではないような経験をする時に、地に足をつけるのに役立つ他の技法をいくつか以下に述べます。

### ◉しっかり観察する

目を見開き続け、自分のいる空間を見回し、詳細に目を向けて、周囲についての事実をリストアップしましょう。

### ◉温度を変える

冷たい濡れた布を顔の上にのせたり、冷凍グリンピースの袋など、何か冷たいものを握ったりしましょう。

◉今この瞬間についての五つの質問を使う

自問自答してください。「私はどこにいますか？　私は何歳ですか？　私は何を身につけていますか？　今はどの季節ですか？　私の電話番号は何番ですか？」。

◉注意深く聞く

鳥のさえずりや空調機の低音のような中立的な音に焦点を当てましょう。

**チェックリスト**

□目を開けたままにしていますか？
□自分の周囲にあるものの名前を順に言ってみることができましたか？
□今この瞬間についての五つの質問を自分自身に問いましたか？
□中立的な音に集中できますか？

# 第7章　私は誰？

# 25 ふるまい方がわからない

## 問題

自分が何者なのかという感覚を相手に悪戦苦闘している、そして、そのせいでどのようにふるまったらよいかを理解することに苦労している、と気づいた経験があるかもしれません。周りの人のふるまい方しだいで、服装や話し方を変えたり、支持する価値や社会的規範さえも変えたりすることもあるでしょう。あなたのその感情は単に周囲にとけ込みたいという願望ではありません。自分が何者であるのか、そして他人のいる中で、また異なる状況の中で、自分はどのようにふるまいたいのか理解しようとして、葛藤しているのです。ふるまい方がわからないと、ごくありふれた対人関係の状況でさえも、ひどく不安を引き起こすものになってしまいます。

## クララの場合

二十三歳のクララは人間関係の維持に苦労しています。しばしば絶望的に孤独で、つながっているとか、何かしらの人々の集団に属しているとは感じられないようなのです。クララはごく若い頃からこの問題を抱えていました。高校時代は、最初はグランジ（訳注：古着の重ね着や着崩しを中心とするファッション）で、次はエモ（訳注：中性的でサイズの小さいタイトな服を多用し、特徴的な髪形を伴うスタイル）という具合に、頻繁に社交グループを変えました。それから走り始めて運動好きだと思われ、最終的に高校の終わり頃にはどちらかというと良家の子女風になっていました。このパターンが大学でもずっと続きました。成人した今、彼女の変化はもっと微細になりましたが、友人になりたいと思っている人たちと一緒にいる時、どうふるまうべきなのか答えが出せないようです。人の集まる出来事に参加する前には不安がどんどん高まることに、彼女は気づいています。

ディナーパーティーで出会った新しい友人が、友人たちと一緒に遊びにいくのに誘ってくれました。クララはその誘いを受け入れ、その後友人に電話をしてその夜は何が計画されているのか確認しました。大勢のグループでバーに行き、それからヘビーメタルのコンサートに行くとわかりました。クララはヘビーメタルは好きではなく、そのバーには一度か二度行ったことがありましたが、汚いし、スタッフのほとんどが女性に対して侮辱的であると思ったのでした。それにもかかわらず、古いヘビーメタルバンドのＴシャツを引っ張り出して、その人たちに会いに行くのです。一時間ほど経ってから、友人がクララを他の人からちょっと離して、大丈夫かと聞きます。クララは混乱しているように見えたのです。しばしば悪態をついて、クールで投げやりなふるまいをしているクララを今までに見たことがないと言います。クララは「楽しんでいる時の私はこうなの」と言って友人に背を向け、二人の男性とおしゃべりを続けます。友人が遊ぼうとクララに電話をすることはもうありません。

## 実践練習

ＢＰＤを抱える多くの人は、周囲にいる人しだいで違うふるまい方をし、変身する自分に気づいています。このような人は「社会的カメレオン」と呼ばれることもあります。以下はふるまい方がわからないという感覚への対処法です。

◉自分の価値観を見きわめる

自分がどのような人間であって、どのようにふるまうべきかがわかるようになるための一歩として、自分自身の価値観を特定してそれに注意を払うことが必要です。価値観とは、それに則って生きていく、指針となる原理です。人生の歩みを助けてくれるものです。そして自分が重要であると感じるすべての基準です。多くの人はわざわざ時間をとって自分の価値観について明確に考えることをしません。けれども、価値体系について考えれば、どうふるまうか、何を優先するかを解明することに役立つでしょう。そして、自分の価値をはっきり認識していると、行動が自分の価値観に反した時にわかりやすくなります。価値観に背くことは、罪悪感や恥の感覚につながることが多いからです。

◉自分のゴールを見きわめる

価値観の特定と同様で、ゴールを具体的に特定することもふるまい方を知るのに役立ちます。人間関係と自分の人生に関して、自分が持っている長期的ゴールと短期的ゴールの両方を考慮しましょう。ふるまい方に自信がない時には、「私のゴールは何か？」と自問します。それから、自分の行動がそのゴールに合っているのかどうか考えます。たとえば、クララのゴールは新しい友人を作ることです。けれども、その過程で他でもない自分を誘ってくれた友人を失いました。加えて、クララは、そのグループのコミュニケーション様式は乱暴な口調や敬意を欠く態度だと思い込んでそれを真似てしまい、大事に思っている人に敬意をもって話すという自分の価値観に違反しました。

◉グラウンディング

不安や焦燥に駆られていたり、周囲の状況にすっかりのまれていたりすると、他の人の行動を真似したいという衝動が非常に強くなる可能性があります。自分自身の価値観やゴールを見失わないように、グラウンディングをしなければなりません。違ったふうにふるまいたいという衝動を感じたらすぐに、数分間、以下のグラウンディングの実践練習を試しましょう。

室内にある、特定の色の物をすべて挙げてください。同じようにして、五感すべてに対してやってみましょう。たとえば、聞こえるすべての音を挙げます。

何らかの範囲を決めて、その仲間に入るもので、五十音の各文字で始まるものを一つ特定しましょう。たとえば、「あ」から「わ」まで、考えつくすべての果物・野菜を挙げていきましょう。

酸っぱい飴や辛い飴をなめて、口の中の刺激感覚にマインドフルに注目しましょう。このために鞄やポケットに飴を入れておくと役に立ちます。

グラウンディングに成功したら、ゴールと価値観を見直しましょう。「自分の価値観にしたがって、そして自分のゴールに沿ったふるまいをするためには、どのように行動する必要があるだろうか？」と自問してください。これは自分自身の価値観であって、人に合わせるためや人に受け入れられるために他の人の価値観を一時的に装うのではないことに気をつけましょう。

## ◉あらかじめ案を立てる

新しいスキルを実践する時には、方法を考えておくと非常に役に立つでしょう。これは、DBTではCOPE AHEADスキル（前もって対処するためのスキル）と言われています（Linehan 1993a, 19993b）。ふるまい方についての不安に気づいた時には、計画を立てましょう。人とのやりとりに関してのゴールと社交に関する長期的なゴールをすべて紙に書き出しましょう。次に、どのようにふるまいたいか、人にどのように接したい、また接してほしいのかについての価値観を書きます。自分のゴールと価値観にしたがってふるまえる筋書きを考えて、書き出しましょう。次に、その案に対して障壁になるものごとを見きわめます。よくある落とし穴はどのようなものでしょうか？　たとえば、周囲に調和するために感じるであろうプレッシャーを予測し、やってしまいそうな、自分の価値観に反する行動、自分のゴールから離れてしまう行動を考えましょう。自分の案を遵守するよう力を尽くしましょう。

**チェックリスト**

□自分の価値観を見きわめましたか？
□短期的ゴール、長期的ゴールを見きわめましたか？
□今後、どのように対処するか、方法を作成しましたか？

# 26 他人の感情を背負い込む

## 問題

あなたは自分が他人の感情に非常に敏感である、と気づいたことがあるでしょう。自分は「感情のスポンジ」のように、穴だらけで吸収が良いように感じるかもしれません。とても共感的だと言われたり、あるいは「エンパス」（感情を読み取る特殊能力の主）と言われたりしたことがあるかもしれません。喪失を経験したばかりの友人と一緒にいる時には自分自身の悲しみの感情に気づき、家族が何かに怒りを感じたことを話している時には自分自身の怒りに気づくのです。他の人たちの感情を感じられることは素晴らしいことでしょうし、相手があなたに理解してもらえていると感じる、ということでもあります。けれども、気づかぬままに他人の感情を取り込むと、それはあなたに多大な苦痛を引き起こすのです。

## キャリーの場合

キャリーは四十歳で、友人に対して支援的であることを誇りにしています。キャリーは電話していて、取り乱した親友が最近亡くなった母親の思い出を語っているのを聞きます。キャリーは友人の痛みを自分自身の胸の奥で感じられます。電話中に泣きさえするのです。電話のあと、キャリーはベッドに潜り込みます。恐怖の波と喪失感に気づきます。その感情に気づくと、その理由について考え始めます。自分の人生に関わっている人たちを失って、一人で生きなければいけないことを考え始めます。悲しみがキャリーを包み込みます。恐怖と悲しみにあまりに圧倒されてしまい、ほとんど動けないと感じます。この悲しみは数日続きます。キャリーは何が起こっているのか理解できません。気分はこのところ安定していて、多くの喜びを経験して、多くのゴールを達成していたのに。

## 実践練習

以下は、必要もないのに他人の感情や感じ方に染まってしまうことを回避する方法です。

## ◉自分の感情状態の変化に注意する

強い感情を経験している誰かと過ごすことになるとわかっている場合、最初に自分自身を点検しましょう。その人と関わる前に、自分の感情に注目して、何の感情か分類しましょう。感情を書きとめると役に立つかもしれません。自分の経験の変化をマインドフルに感じとりましょう。その人と一緒の時間を過ごし始めて、強い感情が生じてきたら、自分の感じ方に注意を払いましょう。感情に名前をつけて、その人がもう一緒でなくなった時も、自分の感じ方に注意を払いましょう。その人に会う前にはどのように感じていたのか自問してください。自分の感情経験の変化に注目しましょう。

## ◉どの感情が自分のものか見きわめる

変化に気づいたら、「どの感情が私のものだろうか？」と自問してください。他人の感情を取り込んでしまうと、現在のことには関係なくとも、自分の人生の中で経験したそのような感情を確認するような例を探しだして、自分の感じ方を認めてしまうはめになるでしょう。たとえば、キャリーは友人の悲しみと喪失の感情を背負い込んでしまい、友人にとっての悲しみに注目するのではなく、友人の感情を取り込み、そのせいで自分自身の人生における喪失についての思考が生み出され、これが急速にキャリーを消耗させました。他の人の強烈な感情を取り込むことは、思考に影響します。つまり心は、自分自身のものではない感情を認めるような、自分自身の人生の中での例を連想し始めるのです。

## ◉感情は当人のもの

どの感情が誰のものか気づいていなければ、他の人の感情はその人のものと考えることはとても難しいかもしれません。自分の感情と友人の感情とがわかったならば、その両方を妥当だと認めることができます。「私は何を感じているのか？」と自問して、それから「相手は何を感じているのか？」と自問してください。「私は（　　　）と（を）感じています。そして、（　　　）が起こった時、私は（　　　）と（を）感じ始めました」のような文言を使う練習をしましょう。自分が感じていることと、相手が感じていること、行っていることをはっきりと述べましょう。二つの経験を切り離すことに最善を尽くしてください。そうすれば、両方の感情体験を賢く理解できるのです。相手が体験していることに対して何かを感じている場合もあるかもしれません。その場合ははっきり述べるべきです。上述の例でいえば、キャリーは「私は友人の喪失に対して悲しみを感じています」のように言えるでしょう。単に「私は悲しみを感じています」とは言っていないことに注意してください。相手とは別個の自分自身の経験にするように、努力しましょう。

◉強い感情の起こる対人関係の状況について前もって案を立てる

感情的に混乱しないですむように、方法を考えましょう。感情的に強烈なやりとりの前、途中、あとに、自分の現在の感情にマインドフルになる練習をしましょう。その後、普段の状態の感情に戻れるように、事後に自分をなだめる方略を考えておきましょう。

**チェックリスト**

□そのやりとりの前に自分が何を感じていたか、特定しましたか？
□どの感情が相手のものか、自問しましたか？
□そのやりとりを終えてから、自分自身をなだめ落ち着かせるための方法を三つ、考えましたか？

# 27

## 自分の正体をたえず変えている

### 問題

あなたはある人たちのグループとつながりを持とうとしています。あなたはあなた自身として存在せず、グループに合うように自分の行動を変えます。問題は、あなたは職場ではある方法でふるまい、家では別の方法でふるまい、友人たちと一緒の時にはさらに他の方法でふるまっているということです。あなたの関わる複数のグループが重なり合う部分があると、特にややこしくなってしまいます。あなたは受け入れられたいので変わり身を続けます。しかしながら、この行動はあなたが自分自身のアイデンティティを作っていく助けにはなりません。

### スザンナの場合

スザンナは三十三歳の会社事務員で、はたから見ると人に好かれているように思われますが、自己受容に苦戦しています。職場では物静かで内気なようにふるまい、ジムに行くと自信があってなれなれしい感じにふるまい、家族といると控え目で内向的になり、友人と一緒だと呑気で冒険好きであるように行動します。スザンナは「社会的カメレオン」で、どのグループと過ごす場合にもうまくいくのですが、いつの日か自分の属する異なるグループの人が偶然出会って、自分が詐欺師だと発覚することを恐れています。そして、どのようにふるまったらよいのかわからなくなるだろうと恐れてもいるのです。自分自身でありたいと望むのですが、それがどのような人物なのか確信がありません。

スザンナと同じでたいていの人は、人に良い印象を与えたいと望みます。けれども、一部のＢＰＤの人にとっては、この願望は単純な社会的な好感度の向上ではなく、受容を求める必死の欲求に基づくものです。社会的カメレオンであること、とけ込もうとしてもがくことは心理的に高い代償を伴いかねません。なぜなら、自分の社会的なパフォーマンスをモニターし続けなければならないからです。自分の行動や態度に期待したような効果がないように思われる時には、自分自身を調整し続けなければならないように感じます。反応する前に、何を期待されているのか理解するため、他人のふるまい方を非常に注意深く意識していることを自覚しているかもしれません。あるいは、他の人に期待されていると自分で想像したようにふるまっている、または、自分のことを好きではないかもしれない人たちに好きになってもらおうと試みている、と気づくかもしれません。

素晴らしい印象を与えることが本当に得意な人は、この常時変化するふるまい方のせいで、親密な関係があまり安定しない傾向にあることがわかっています(Snyder 1974)。その一方で、ふるまい方に柔軟性がなさすぎてもうまくとけ込むことはできません。自己の感覚が強すぎて柔軟でない人も、社会的な代償を払うことになるのです。

## 実践練習

さまざまな環境や社会的状況の中で柔軟であることは素晴らしい資質です。けれども、バランスを目指して努力することが大切です。常時変化しているというほどにまで過度に柔軟であることは健全ではありませんし、自分の快適ゾーンの外にあるものは何も耐えられないというほどに柔軟性を欠くことも健全ではありません。この極端な行動は、自分が何者であるかということを犠牲にして成り立ちます。以下がそうした自分を助ける方法です。

### ◉自分の価値観を定義する

自分自身であるために、自分の価値観を堅持しなければなりません。そして、そうするためには、まず自分の価値観がどのようなものであるのか知らねばなりません。自分の価値観を定義すれば、自分にとって正しく感じられることをするのに十分な自信を感じられます。そうすれば、自分の選択、思考、行動について満足を感じるために、常に他人をあてにする必要はなくなります。

「価値日誌」に、誇りに思えることを定期的に記録しましょう。たとえば、自分のした選択、自分の中核的な信念に忠実であり続けた時のこと、誰も周囲にいない時でさえも自分にとって正しいと感じられることなど。個人的な価値観のリストとしては、誠実さ、正直さ、思いやり、達成すること、説明責任を負うこと、有能性、寛大さなどが考えられます。

### ◉他人に承認を求めたり、安心させてもらおうとしたりすることをやめる

自分の価値観を確立したら、他人の承認を探し求めていないか注意を払いましょう。そして他人に自信を取り戻させてもらうことを手放す練習をしましょう。自分で自分自身の行動を認める必要があります。そのためには、各グループと一緒の時の自分の話し方、考え方、ふるま

い方に注目しなければなりません。自分の行動が、なじんでいるとか、正しいことをしたなどと誰か別の人に言ってもらいたいという理由から起こっている時に気づきましょう。どのような状況についても、どの行動をするか決める前に、自分の選択が自分の価値観と合致しているかどうか確認するため、自分自身に問いかけましょう。

### ◉約束したりかかわったりすることが一貫して自分のゴールと合致しているかに注目する

最後に、新しく約束したりかかわったりする——新しい仕事に応募する、大学に入る、新しい恋愛関係をスタートする——前には、自分の価値観に基づいて、自分にとって正しい行動なのでやっているのか、あるいは他人に認めてほしいからしているのか、確認しなければなりません。疑念があれば、価値日誌に戻りましょう。自分のしていることが、ただ他人のためだけの行動、あるいはほとんど他人のための行動であれば、続いて、その行動を減らし、自己の中核として定義したものごとを行うふるまいを増やす努力をしましょう。

## チェックリスト

□主に他人のためにものごとを行っていませんか？
□価値日誌をつけ始めましたか？
□他人に承認を求めることをやめる練習をしていますか？
□その約束はあなたのゴールと合致していますか？

# 第8章　先延ばし行動

# 28
# 課題を完了できない

## 問題

課題をやり遂げることは気が遠くなるような大変な課題になりえます。実行不可能だと思われるほどに圧倒的に感じられ、困った結果になるとわかっていても、投げ出すという選択肢しか考えられなくなってしまうこともあります。あなたはそれをやり遂げなければならないとわかってはいるのですが、どうにも不可能に感じられるのです。もう終わりだ、と思っています。

## ロッコの場合

ロッコは十八歳の大学一年生です。高校時代、しばしば宿題をすませるのに苦労しましたが、いつも母親がぎりぎりのところでものごとをやり終えるように助けてくれたのです。ロッコは最近与えられた課題を一週間前からやろうとしていますが、座って書き始めようとするたび、心臓は早打ちを始め、不安が高まります。「自分にはできない！」と言って、すぐに課題を投げ出し、他のことを始めてしまうのです。今、課題締め切りの前夜となり、ロッコは逃げだしたいような気持ちです。数分間空白の画面を眺め、それからパソコンの前を離れます。彼の心は、自分はバカだという考えや、自分にはこの課題はできないという考えでいっぱいになります。失敗するに違いないという気持ちが重くのしかかります。学校で良い成績をとることはロッコにとって重要ですし、課題を完了しなければまったくの失敗者であるかのように感じられることもわかっています。不安と無価値感が増すにつれて、自己破壊的行動への衝動も増します。

## 実践練習

以下は、しなければならないことを完了できないといったタイプの先延ばし行動への対処法です。

### ◉自分を認めて批判的判断を捨てる

課題を実行するのは難しいのです。ですからそれを認めることが重要です。そのうえ、自分で自分自身に価値判断を下していると、何かをやり遂げることがいっそう難しくなってしまいます。自分が直面している難題と自分の抱えている不安を認め、事実だけに目を向けて、批判的な評価判断は手放しましょう。

### ◉自分自身を励ます

「私にはできない」はやめて、ものごとをやり遂げる助けになるような、何かしらの励ましの言葉にしましょう。「私にはこれができる」や「終わったら、達成感が得られるだろう」のように言えるでしょう。作業中に見られるように、このような言葉を紙に書いて、パソコンの上や近くに貼っておくこともできます。自分にはできると自分自身に言い聞かせれば、それが自己充足的な（実現する）成功の予言になるかもしれません。

### ◉計画を立て、自分自身に褒美を与える

着手するという部分がいちばん困難でしょう。そこで、少しずつ進むことにして、手始めに課題の概要を図にしましょう。主要な要素を箇条書きで示します。その後、各要素をさらに細かく分解した項目を書きます。次に、どの要素あるいは項目を最初に完了させるか、そしていつ休憩をとるか、計画を立てましょう。休憩ごとに、そのタスクを完了したことに対して、さ

さやかな褒美を自分に与えましょう。メールをチェックする、テレビを十五〜三十分ほど見る、おやつを食べる、散歩かジョギングに行く、友人に電話して少しおしゃべりをするといったような褒美です。課題の各項目を完了するやる気が出るようなことを選びましょう。

### ◉ソーシャルメディアやメールを見ない

ソーシャルメディア、メール、オンラインのニュースサイトやショッピングサイトを見るのは休憩時間にとっておきましょう。「一つの項目を完了する（あるいは、課題を全部終える）まで、インターネットは使えない」と自分に言い聞かせましょう。インターネットに接続するのはおおいに気が散るものですし、それも一つの先延ばし手段に他なりません。

### ◉自分の長期的なゴールを見直す

長期的なゴールを思い出すことは、先延ばししたくなる衝動を経験している時には非常に有用で、やる気を出させてくれます。何かを遂行しなかった状況を心に思い浮かべてみましょう。教室や職場に行って、課題を提出しないと、どのように感じられるでしょうか？　どのような思考や感情を経験するでしょうか？　落第点をとったり、低い業務評定をつけられたりすることは、どのように感じられるでしょうか？　次の課題が締め切りを迎える時、今回の課題を完了しなかったことは、不安にどのように影響を与えるでしょうか？

### ◉良い点・悪い点のリストを作る

すべての選択肢を一覧できるように、一枚の紙に良い点と悪い点を書き出しましょう。課題を完了することの良い点と悪い点をリストアップし、課題を完了しないことの良い点と悪い点も同じくリストアップします。その後、リストを見直して、各リストで長期的な良い点と長期的な悪い点に丸印をつけましょう。良い点・悪い点の項目数だけではなく、人生にとって長期的に好影響を与えるのか、悪影響を与えるのかを見ることが大事です。

### チェックリスト

- □自分の中の不安と失敗への恐怖を妥当なものだと認めましたか？
- □どのような方法で自分が課題を避けているのか、認識しましたか？
- □自分自身を励ましましたか？

□自分の長期的なゴールを見直しましたか？

□良い点と悪い点のリストを作りましたか？

# 29 応募書類を完成できない

## 問題

あなたは仕事の応募書類を完成することに悪戦苦闘しています。最初は不安を感じ、その次には恐怖を感じます。この恐怖のせいで、その応募用紙を完成することは長期的な利益に見合うことであるにもかかわらず、あなたはそのプロセスに着手さえしないのです。

## アビーの場合

アビーは二十一歳で、高校時代から仕事に就くことを望んでいましたが、応募書類に向かうといつでも、パニックと自己嫌悪に満たされてしまいます。アビーは自分には十分なスキルがない、あるいは人が自分を愚かだとか能力が足りないと考えるのではないかと心配していまず。破局思考が感情のジェットコースターとなり、自分は望まれないであろうという結論につながってしまうので、応募は無意味だということになるのです。アビーは、多くの仕事ができる資質があるにもかかわらず、現在、自信を欠いていて、いつも応募書類を請求する前に断念してしまいます。二十一歳でまったく働いたことがない人間を人はどう思うだろうかと考えるのです。時間が過ぎ、仕事への応募を避け続けるうち、アビーは一生何もできないのではないかと恐れるようになり、それが時に自分の人生は無意味であると考えることにつながってしまいます。このせいで、仕事に応募するチャンスの一つ一つがより困難なものになります。

## 実践練習

以下は仕事の応募書類を記入することに伴う先延ばしや不安への対処法です。

### ◉自分を認める

仕事に応募するための書類を書くことを考えると、不安感、自分のスキルや能力についての不信感、評価判断されることへの心配、失敗や期待に沿えないことへの恐怖、自分の未来についての恐怖などの感情を引き起こしかねません。自分を認めることによって、つまり自分の感情を認めることによって、先延ばしの原因になっている障害のいくつかを特定できます。そうすればスキルを活用して、困難な思考と感情の強度を下げることができます。評価判断を捨てて、自分自身に優しくするタイミングでもあります。「友人がこの応募用紙を記入することについて、こんなふうに感じていたら、理解できるだろうか？ その友人に何を伝えるだろうか？」と自問してください。先延ばしを理由に、自分自身に価値判断を加えないように気をつけましょう。私たち誰もがものごとを先延ばしするものです。大切なことは、元の道に立ち戻り、自分自身の不安と応募用紙を完成するというタスクの両方に正面から取り組むことです。

## ◉良い点・悪い点のリストを作成する

応募を完了することの長期的な結果はどのようなものですか？ この応募を回避することの長期的な結果はどのようなものですか？ それぞれ良い点と悪い点を書き出しましょう。自分がいつもこの種の先延ばしをしているかどうか、そしてそれが人生の中で良くない結果につながってきたかどうかに注目しましょう。「また、そういう経験をしたいのか？」と自問しましょう。その瞬間には、応募を回避することの短期的利点がとても強力なものに感じられる可能性があることに注意してください。先延ばしは不安にとって非常に短期的な治療にしかなりません。

### ◉自分が得られることに集中する

面倒な経験や苦痛な感情に直面する時、たとえそれが苦痛であっても、その経験をこなすことで得られる利益に焦点を当てることが役に立つでしょう。その経験に意義を見出だせますか?　この大変な課題をやり遂げることが達成感や独立感を残してくれるだろうかと考えるのもよいでしょう。

### ◉助けを求める

どうしても助けが必要なこともありますから､手助けを頼むことから始めてもよいでしょう。助けを求めることが苦手な人もいますが、大人なら誰でも何らかの応募書類を完成しなければならない経験をしているものですから、経験のある人を見つけることに心配はないはずです。何を書くか考え出すことを助けてくれそうだと思える誰か、応募を始める際にも同席して手伝ってくれそうな誰かにお願いしましょう。家族、友人、教師、先輩、同僚、似たような学業分野やキャリアタイプの知人などを考えてみましょう。不安を感じる際にあなたを落ち着かせてくれる人や、元気づけるのが得意でやる気を維持させてくれるような人が必要なだけかもしれません。自分の力で応募用紙を完成できないと、自分自身に悪い評価を下す人もいます。そのような価値判断は捨てましょう。助けを求めることは実践すべき素晴らしいスキルであり、一生使っていくスキルです。

**チェックリスト**

□自分自身を認めましたか？
□この応募を完了したい理由を思い出しましたか？
□助けてくれそうな人を考えましたか？

# 30 仕事や授業をサボる

## 問題

難しい時期を経験していると、自分の価値観に反するにもかかわらず、ときどき仕事、授業、その他の義務を怠ってしまうことがあるでしょう。義務を怠ることが、失業、落第といった深刻な結果を伴う慢性的な問題になってしまっている人もいます。この行動は感情の調整に悪戦苦闘する人ではきわめてよく見られます。

## カーラの場合

カーラは頭脳明晰で意見をはっきり述べる三十歳の女性で、教育学の学位を持っています。子どもを相手にすることが大好きで、幼い頃から教師になりたいと望んでいました。感情の管理に苦労していて、しばしば感情が支配権を握ってしまい、感情を激しく感じている時には自分のゴールや優先順位を変更することになってしまいます。昨晩カーラはボーイフレンドとケンカになってしまい、ボーイフレンドは別れると脅しました。ワインが問題を解決してくれることを期待して、カーラは少量飲んでから寝ました。今、目覚まし時計が鳴っていますが、ベッドから出たくありません。カーラは二人のケンカについて、そして自分がどれほど怒っていて悲しいかについて考えることをやめられません。二日酔いと空虚感も感じています。

このようなケンカは頻繁に起こり、通常は解決までに二日ほどかかります。仕事に行くべきだとわかっていますが、もはや何ごとも重要には思われないのです。カーラは遅刻や欠勤のせいで、この二年間に四回も、以前の別の教育職を解雇されています。今度解雇されたら、次の仕事は見つけられないのではないかと心配し始めています。けれども、今朝はおぞましい気分なので、カーラは寝返りして、眠りに戻ってしまうのです。

## 実践練習

以下が授業、仕事、あるいは他の義務を怠るという行動に対処する方法です。

### ◉前もって計画する

仕事、学校、その他の重大な義務のある場に行くことや継続することを感情が邪魔するのであれば、計画が必要です。どの感情が義務の不履行への衝動につながるのか、特定しましょう。悲しみ、恐怖、恥、罪悪感などが考えられます。回避行動へつながる感情の強度をどのように弱めるか、計画を立てましょう。回避したいという衝動と逆の行動をすることを考えてください。たいていの人は、職場、学校、その他どこであれ目的の場所に行きさえすれば、感情状態にポジティブな変化を経験します。

### ◉感情は変わることを覚えておく

苦痛な感情は変化すると自分自身に思い出させましょう。行き詰まった感じがすることも、苦しみは決して終わらないかのように感じることもあるでしょう。あらゆる感情は（痛みを伴う感情さえも）、特にそれに注目をした場合には、変化することを思い出してください。静かな場所、あるいは屋外で腰かけて、呼吸に注意を向けましょう。吸う息、吐く息を感じてください。心が他の思考や感情にさまよっていったら、呼吸へと注意を優しく向け直しましょう。じっと座っていることが難しいならば、マインドフルに歩き、呼吸や周囲の自然に焦点を当てましょう。十分後にどのように感じているかに注目してください。身体をリラックスさせるように心がけましょう。

### ◉決断は先送りにする

「行かない」と自分自身に言うかわりに、決断を十五分ほど遅らせてもよいことにしましょう。ＤＢＴではこのスキルは適応的否認と呼ばれています（Linehan 2014a, 2014b）。「行けない」あるいは「行かない」と強く感じるとしても、ともかく服を着て準備をしましょう。あとで服を脱いでベッドに戻ることはいつでもできます！　シャワーを浴びるか洗顔をして、服を着て、他にも出かける準備を全部やりましょう。これらの全ステップを完了し、十五分が過ぎたら、再評価をして、サボることについての感じ方が違っているかどうか確認しましょう。

### ◉説明すべきと感じている人に連絡をとる

仕事、学校、会議などの定期的な義務のために出かけなくてはならない時は、生活に関わっている誰かに事前に連絡をとらせてもらうことをお願いしましょう。自分のことを知っている誰かに対して直接説明しなくてはならないとなれば、サボり行動に陥りにくくなるかもしれません。仕事、学校、約束の場に向かっていることを誰かに報告するかメールをするスケジュールを設定してみましょう。連絡がない時には確認をしてくれるように、その人にお願いしておきます。

◉気分を変容させる物質は避ける

気分を変えるような物質は、特にＢＰＤと闘っている人や自分の感情の調整に苦労する人にとっては、気分依存的な行動を悪化させかねません。仕事、学校などの義務を怠るというパターンを抱えているのであれば、試してみましょう。一週間、気分に影響する物質を使わず、サボり行動が減るかどうかに注目するのです。

**チェックリスト**

□対処法に関しての計画を見直しましたか？
□誰か説明責任を感じるような相手に連絡をとりましたか？
□ベッドから出て、着替えをしましたか？

# 31 ベッドから出られない

## 問題

朝、目覚めて、人生というものの重みをあまりに感じてしまい、ベッドから出ることなど想像もできないという時があるかもしれません。最悪の場合、ベッドに留まる以外に選択の余地はないように感じられることもあります。ベッドを出なければ、困難で苦痛かもしれない状況の回避には役立つでしょうが、仕事や学校を休み、大切に思っている人との予定を反故にし、重要な約束も守れないという結果にもなります。ベッドに留まることは、短期的解決策であり、気分をもとに生活の中ですべきことを回避することで、よくある問題の多くを引き起こすことになります。

## イーサンの場合

イーサンは二十六歳で、パートタイムの仕事と夜間学校、どちらも非常にストレスであると感じています。今日は学校のほうは中間課題の締め切りで、仕事では苦手な支配人と一緒になるシフトでした。この一週間、気分は低下していて、ストレスがかかりすぎて勉強ができず、毎晩遅くまでテレビを見て夜更かしをしていました。彼は自分自身に「どのみち不合格になるのだ」と言っていました。朝の目覚ましが鳴り続ける中、試験に落ちるような気がし、いずれにしても支配人に嫌われているのだから仕事を辞めるべきだと感じます。イーサンは何をすべきか、考え始めます。試験を受けないことや仕事を休むことはストレスになるでしょうし、さらなる失敗の感覚と解雇される恐怖につながるので、有効な行動は起床することだとわかっています。一日中ベッドの中にいると、最初の数時間は気分がよくても、その後は自分が無価値であり、ダメな人間であるように感じ始めることもわかっているのです。起きる必要があるとわかっているのですが、どうにも起きられません。イーサンは寝返りして、「どうにも手に余るよ」と言いながら、このようなことのすべてにあとで対処しようと考えて、眠りに戻ります。

## 実践練習

以下はベッドから出るのがつらい時の対処法です。

**◉自分に優しくし、自分を認める**

自分自身に残酷な言い様で話しかけることは、しばしば自分自身についての感じ方を悪化させます。そうではなく、感情的な経験の中に賢明な思考を探し求めましょう。どんな感情を経験しているのか、自問してください。それらの感情は目の前にある状況に合致していますか？似たような状況にあったならば、他の人も同じように感じるでしょうか？　それらの感情を感じることを自分自身に許し、良し悪しの判断をせずに、感じましょう。価値判断をしないようにし、違う感じ方をするべきだ、自分の感じ方は愚かだと自分に言い聞かせるようなことはやめましょう。

**◉自分を応援する**

励ましの言葉を使うことは、何か難しいことを行う意欲を出すための有用なスキルになりえます（Linehan 1993a, 1993b）。動機づけしてくれるような、しかも本心からのものではないように聞こえたり、無理に言わされているように聞こえたりしない言い方を見つけることが大切です。たとえば「私／僕にはこれができる」、「これは大変だろうけれど、達成できると一日中気分がいい」、「この一日に、一度に一ステップずつで取り組もう」、「自分が考えているのとは違う展開になることもあるものだ」などです。苦悩状態にない時に自分だけの応援のセリフをいくつか考えておき、回避衝動が高まった際にそれらを実践しましょう。

◉ベッドに留まることのプラス・マイナスを見きわめる

ベッドから出るべきではない理由をいくつも挙げることは簡単でしょう。けれども、それでは行き詰まったままになるだけです。ベッドを出ることのプラス面と、ベッドを出ないことのマイナス面に対して心を開きましょう。こうすれば、この決断の全部の側面を見ることができます。一枚の紙を半分に分けて、良い点と悪い点を書き出してもいいでしょう。次に、そのリストに挙げた項目を、自分の人生に対して長期的な影響、または短期的な影響を与えることかどうか自問して、評価してください。良い点と悪い点をできるだけたくさん挙げることを忘れずに。事実に徹して、判断はやめましょう。

### ◉報酬を決める

強い感情に直面している時に自分自身を動機づけすることは容易ではありません。ベッドから出て、困難な状況に直面するように自分自身を促すため、そうすることで得られるものを考えることが役に立つでしょう。「起きて、この一日に挑むことができたら、何が得られるのか？」と自問しましょう。何も思いつかない場合は、自分のための褒美を自分で決めましょう。たとえば「起きてこの一日に直面できれば、一日の終わりには宿題をしない夜が過ごせるし、お気に入りのレストランでディナーを食べて、それからお風呂に入ってリラックスできる」と自分に言い聞かせるのです。難しいのは、課題を達成した時にのみ、強化となる報酬を自分自身に与えることです。褒美は人それぞれですから、創造的に自分のやる気の出るものを見つけましょう。

### ◉長期的なゴールと結びつける

ベッドに留まることはおそらく長期的なゴールにそぐわないでしょう。しかしこのような瞬間にはこの賢明な自覚を思い出すのは難しいものです。「仕事、学校、人間関係での自分の長期的なゴールは何であるか？」と自問しましょう。ゴールを書き出しましょう。そのゴールは、どんな気分であっても重要なのだ、と自分自身に思い出させましょう。

## チェックリスト

□自分の感情を認めましたか？
□自分自身を励ましていますか？
□ベッドから出ることのプラス面を三つ、特定しましたか？
□何か褒美を決めましたか？
□自分の長期的なゴールを思い出しましたか？

# 32　人生の重みに押しつぶされそうな時に優先順位をつける

## 問題

あなたが生きていくためにこなさなければならない仕事や応えなければならない要求は、圧倒的なもののように感じられてしまうものです。すべてのことを片付ける時間がないように感じられることもあるでしょうし、道に迷ったように、怯えて、混乱を感じることもあるでしょう。どこから手をつけてよいのかわからないかもしれませんし、心が急旋回をしているかのようで、自分が麻痺してしまったかのように感じるかもしれません。自分のおかれている状況に押しつぶされそうな感じがする時、絶望を感じることもあるでしょう。降参して、まったく何もしたくないと思ってしまいかねないのです。

## クリスティーの場合

クリスティーは三十一歳で、治療以外の場で自分自身のための人生を構築しようとして、一生懸命に努力してきました。週に二十時間働き、職業訓練クラスを受講し、ルームメイトたちとアパートで生活しています。ときどき、約束ごと、仕事、学校、日々のしなければならないこと、そして人間関係の間でバランスをとることに苦労しています。すべてのバランスがとれていると、クリスティーは達成感を持ち、自立していると感じます。しかしながら、バランスが崩れると、人生が手に負えないものに感じられるのです。

今は木曜日の晩で、クリスティーはギブアップしたくなっています。金曜日に予定されている試験のための勉強をまる一週間先延ばしにしてしまっています。約束を破ってルームメイトのボーイフレンドがアパートに住みついていることに激怒しています。さらに電話を止められてしまう前に電話料金を払う必要があります。そのうえかかりつけのセラピストがセッションを一回、キャンセルしたことでも怒っています。試験では最低でもC評価をとらないと、そのクラスの単位がとれないでしょう。けれども、他のこともする必要があります。どこから手をつけたらいいのかわからないのです――何もかもが手に余るように感じられます。パニックが襲ってくるのを感じます。あきらめて、ソファに戻り、テレビをつけます。「私は本当にダメな人間だわ」と自分自身に言うのです。「自分に普通の生活ができるなんて、いったいどうして考えたのかしら？」。

## 実践練習

以下は優先順位を決めることにより、困難に対処する方法です。

### ◉自分の恐怖や不安に気づいて言葉にする

どこから手をつけていいのかわからないのは恐ろしいものでしょうし、回避や麻痺につながりかねません。回避はあっという間に起こるもので、気がつくと自分のすべきことの全部を放棄してしまっていたということもあるでしょう。評価判断をせず不安や恐怖に注目して「不安」「恐怖」などと名前をつけると、そのことに気づくことに役立ちます。冷静になることにも役立つでしょう。意外なことに感じられるかもしれませんが、価値判断を加えない方法で強烈な感情に注意を向ける（たとえば、「自分の心臓が早打ちをしていることに気づいている、自分の手の平が汗ばんでいることに気づいている、お腹の中で何かバタバタしているような感じに気づいている」と自分自身に言いましょう）ことで、その強度を下げるプロセスが始まるのです。これはまた、どのスキルを試すか判断するのにも役立ちます。この実践行動は不安を高めるプロセスも止めてくれます。不安は判断を加えるから起こるのです。

## ◉自分のゴールを見きわめる

ゴールをはっきりさせて、覚えておけば、優先順位をつけることに苦労している時に、グラウンディングしやすくなります。圧倒されてしまっている時には「私にはこれはできない」、「どこから手をつけていいのかわからない」、「重要ではない」、「どうでもいい」、「あきらめる」のような思考に気づくかもしれません。少し時間をとって、心をゴールに向けましょう。しなければならないことは、それぞれ、どうして大切なのですか？　それを完了すると、何が得られますか？　達成感を得られますか？　長期的ゴールに、より近づけますか？　人間関係を良くしますか？　闘って恐怖を切り抜けるとどのように役立つのかということに焦点を当てることが重要です。紙や手帳にゴールを書きとめましょう。

## ◉「やることリスト」を作成する

圧倒されてしまうと、ついあれこれ手をつけて、一つも終えないうちに断念してしまうことがあります。たくさんの異なることを心の中に保留しているだけでも、より多くのストレスが生まれていると思うかもしれません。紙を二枚用意して、自分自身を助けましょう。最初の紙には、完了すべきことをすべて書きます。頭の中で渦巻いている大仕事もちょっとしたことも全部書き出しましょう。次に、それを終えなければならない時を書きます。締め切りが決まっていなければ、自分で完了したいと思う日付を書きましょう。

完了する必要があることと、完了したいと望んでいることの区別を忘れないように。「必要がある」というのは、ある成績をとるために時間どおりに宿題を提出するというように、責任を果たすためにしなければならないことです。「望んでいる」というのは、絶対に必要ではないものの、単純にそうしたいと思うことです。必要と願望のバランスをとることは、優先順位づけでの決定的に重要な部分です（Linehan 1993a, 1993b）。二枚目の紙には、完了すべき日付の順にリストを書き直しましょう。これで優先順位づけができました。

## ◉呼吸する

すべきことのリストが長くなれば、不安が高まることに気づくかもしれません。数分をかけて、はしご呼吸（息を吸って「1」と言い、息を吐いて「1」と言い、息を吸って「2」と言い、息を吐いて「2」と言う……というふうにして、10まで行います。心がさまよい出てしまった時、10まで数え終わった時には、また1から始めます）などの、心を集中させてくれるマインドフルな呼吸実践を行いましょう。やることリストを見ながらこうした呼吸法を実践すると、目の前にあるタスクの膨大さに注目してしまうので、不安が増すように感じるかもしれませんが、マインドフルに呼吸を続けると、不安が減り始めて、仕事を始めやすくなるでしょう。リストに取り組む際に不安の増加に気づいたら、この呼吸実践を使えます。

### ◉リストの項目について、ワン・マインドフルを実践する

「ワン・マインドフル」とは、その瞬間に一つのことだけをするという意味です。食べているのなら、ただ食べましょう。何か読んでいるのなら、ただ読みましょう。テレビを見ているのであれば、ただテレビを見ましょう。私たちの多くは、一度に多くのことをしようとしすぎる傾向にあります。リストで優先順位をつけたら、ワン・マインドフルな方法で進むこと、一度に一つのことを実行することが重要なのです（Linehan 1993a, 1993b）。一つ完了したら、それをリストから消しましょう。リストの項目に線を引いて消すことが、達成感と、続けて次の

ことに取り組む意欲を与えてくれると感じる人もいます。リストの先の方の項目へと心がさまよって行く時には注意をして、今取り組んでいることだけに向けて、優しく心を連れ戻しましょう。次の項目に進む前に、一つの項目を完了するように最善を尽くしましょう。ワン・マインドフルで行う方が効率的です。

**チェックリスト**

□自分の感情を評価判断せずに認めましたか？
□自分のゴールを見きわめましたか？
□やることリストを作成して、締め切り日の順に並べましたか？
□「する必要があること」と「したいこと（願望）」を特定しましたか？
□マインドフルな呼吸法を実践しましたか？

# 第9章　薬物とアルコール

# 33 圧倒的な感情に対処するための飲酒

## 問題

あなたはアルコールが感情のコントロールに役に立つと気づきました。飲酒は悲しさや孤独感を鈍らせ、社会的な自信をより感じさせてくれる一方で、ひとたび酔いが醒めると感情は戻ってきます。より激化して戻ってくることもあります。飲酒は感情への対処に役立つと感じられるかもしれませんが、アルコールの使用は極端な感情に対してあなたをますます脆弱にしてしまう可能性があり、しかもこの脆弱性は飲酒をやめたあとも数日間継続する可能性があるのです。

## マーラの場合

二十七歳のマーラは孤独感と闘っています。小さな友人グループとつながりを維持するために、多大な努力をしてきています。マーラは何か友人が離れていってしまうようなことを自分がするのではないかと常に不安を持っています。過去に多くの友人を失っているせいです。その理由が飲酒時の行動だったこともあります。その結果、彼女は不安と焦燥を強く感じることになります。あまりに不安になって、予定をキャンセルして家にいることもあるほどです。計画をキャンセルすることは深い悲しみ、孤独、空虚感を感じさせます。ときどき、不安と孤独は耐えがたいものに感じられます。マーラは飲酒が好きで、飲める時にはより楽しめると感じています。

今夜、マーラは友人たちと会う準備をしていますが、皆が自分を嫌っている、持っている服どれを着ても自分が太りすぎだと考えるのを止められません。心がきりもみ状態になってくると、彼女はワインのグラスに手を伸ばします。最初の一杯を飲むとすぐに、自分の身体がリラックスするのを感じられます。友人たちが到着して、皆でワインを飲んでおしゃべりを続けます。しかし、来ることができないというメールをボーイフレンドから受け取ると、マーラは怒りだします。すぐにメールを次々に送って、来るように要求し、彼をののしり、別れると脅します。彼が返信をやめると、マーラはますます怒って、ボーイフレンドがいかに思いやりのない人間か、友人たちに話さずにはいられなくなります。「私を大事に思っているのならば、来てくれるはず」とマーラは叫びます。その言葉は酔いで不明瞭になっています。今や友人たちは居心地が悪く、帰りたくなっています。これはマーラをさらに激怒させる一方です。友人たちが去ると、マーラは泣きだします。家に一人になり、今度は孤独と悲しみを感じるのです。翌朝は二日酔いで目覚め、恥と後悔を感じるでしょう。

## 実践練習

以下は、飲酒せずに、不安、悲しみ、孤独の感情に対処する方法です。

### ◉自分を認める

「私の経験から身につけた賢明な思考は何か？　私の感情が意味をなすとしたら？　状況に合っていることで、私の感情が私に伝えていることは何か？」と自問しましょう。感情に注意を向けましょう。これはアルコールで気持ちをまぎらわせたり、経験を麻痺させたりせずに、自分自身にその感情を経験させるための第一歩です。

### ◉感情は永久に続くわけではないことを思い出す

アルコールの摂取は感情の経験を先延ばしにするだけです。「あとでまたこんなふうに感じたいのか？」と自問しましょう。苦痛な感情の向こう側に至る唯一の道は、その感情を通り抜けることであり、避けて通ることではないということを考えしましょう。

### ◉結末について考える

自分の感情を調整するためにアルコールを使用した時のことを思い返してみましょう。「何か悪い結果にならなかっただろうか？　その結末を再び経験したいだろうか？」と自問しましょう。アルコールは他の人にとってはそれほどでないとしても、自分には悪い結果がよく起こるのだということを完全に受け入れましょう。

### ◉つながりを失わない

誰かとつながっていると感じられるように、自分の人生に関係している人に接触をしましょう。これは不安・焦燥、悲しみ、孤独を感じている時には難しいかもしれません。自分から友人たちを誘い、飲酒以外の活動ができる場所で友人たちと会いましょう。

◉激しい運動を試みる

激しい運動を行うと気分がすぐに変化して、アルコール使用の衝動を乗り越えるために役立つことがあります。ジョギングやジャンピング・ジャック（訳注：ジャンプして開脚し頭上で手を合わせ、次のジャンプで脚を閉じ手を下ろす運動）、腹筋運動、腕立て伏せ、ウォールシット（訳注：壁を背もたれにして、見えない椅子に座っているようなポーズ、空気イス）などを試しましょう。強い身体感覚を得られる運動を行うことが重要です。そうすると経験している感情を移行させる助けになります。

◉人のために何かをする

自分自身の経験の激しさで消耗していると気づいた時には、他人に焦点を向けることでその状況を変えることができます。しばらく話をしていなかった誰かに電話をして、その人の近況を聞いたり、具合の悪い人や連絡が途絶えている人にカードを書いたり、高齢の親族を訪問したり、誰かのために雑用を代行したり、これまでに援助したり支援したりしてくれた人に感謝を伝える手紙を書いたりしましょう。

### ◉生活の場からアルコールを除去する

アルコールを手に取りにくくすることが最も効果的な時もあります。家からアルコールを取り除くことによって、安易にアルコールに手を伸ばす行為の前に壁を作るのです。出かけて買ってきたり、友人に持ってきてもらったりすることもできますが、飲酒するまでのプロセスにステップを一つ追加することで、まずスキルを使う時間を増やすことができます。

### チェックリスト

□自分自身を認めましたか?
□家からアルコールを除去しましたか?
□気分を変えるために、友人に連絡する、運動をするなど、アルコール以外の何かを試すことに真剣に取り組みましたか?
□あなたの人生に関係している人で、感謝の気持ちの対象となる人を思いつきましたか?

# 34 手当たりしだいに薬を飲む

## 問題

感情が圧倒的になると、あなたは自分の感じ方を変えてほしいと、何にでも頼ってしまいかねません。時として、以前処方された薬、市販の痛み止めや睡眠改善薬、あるいは薬棚に残っていたものを何でも手当たりしだいに服用してしまうことになります。不安やいらだちを和らげるため、自分を麻痺させてしまうため、長い時間眠りに落ちるため、薬を服用するのです。この決断は良くない結果につながる可能性があります。

## パトリックの場合

パトリックは三十歳で、これまでほとんどずっと自分の感情の調整に悪戦苦闘してきています。毎日、処方されている薬を服用しますが、ときどき、効いていないと感じます。この晩、パトリックは職場でのきつい一日を終えて帰宅して、自分の書いた報告書についての上司からのフィードバックについて考えずにはいられませんでした。心の中で会話が繰り返し再生されるのです。夜が更けるにつれ、パトリックは明日解雇されるのではないかと、どんどん不安になっていきます。これまで解雇になった他の仕事のこと、自分がいかにダメな従業員か、そしてもう誰も自分を雇わないであろうことについて、考え始めます。彼にとって人生は絶望的で恐ろしいものに感じられます。パトリックはただその感情がおさまってほしいのです——ほんのしばらくの間の、人生からの休憩を求めているのです。彼は浴室に行き、何の薬があるか見始めます。かかりつけ医は、市販の睡眠改善薬、アレルギー薬、痛み止めを使う習慣が身体に害を与えているとパトリックに警告していました。けれども、この瞬間、彼はあとのことについては考えません。「この気持ちをどうにか追い払って、眠りにつきたいだけなんだ」と独り言を言い、錠剤をいくつか口に放り込むのです。

## 実践練習

以下は逃げだしたいという衝動を感じた時に、手当たりしだいに錠剤を服用することを避ける方法です。

### ◉感情を特定する

数分の時間をかけて、自分が感じていることに気づきましょう。身体内の感覚に注目してください。どのような衝動がありますか？　感じている感情の名前を挙げてください。

### ◉自分自身への思いやりを発見する

何かしら、非常に痛みを与える感情を感じているに違いありません。落ち着いて、批判や判断をせず、冷静に考えて、自分をなだめる方法を考えましょう。誰もが悪戦苦闘するものだということを忘れないように。友人がこのような状況だとしたらどのように助けるだろうかと自問し、その助言にしたがいましょう。

### ◉長期的な結果を見きわめる

手当たりしだいに薬を服用することの長期的な結果に心を向けましょう。かかりつけの医師は結果として何が起こりうると言いましたか？「長期的に見て、薬の服用は問題を解決するのか？　問題は明日もそこにあるだろうか？」と自問しましょう。

### ◉あらかじめ計画する

次回、手当たりしだいに薬を使いたいという衝動に駆られた時に対策できるように、対処計画を立てましょう。気持ちを紛らわせる、または苦痛な感情の強度を下げるための、代替スキルを考えましょう。それを書き出して、苦悩状態にある時でも手に取りやすい場所に計画を保管しましょう。苦しい時間を経験している時に助けてくれる友人に、その計画を伝えておくのもよいでしょう。

### ◉医師に率直に話す

かかりつけの医師に、手当たりしだいに薬を使う行動を何とかしたいと思っていると伝えましょう。感情の強度を早急に下げる必要があると感じる状況で服用できるような安全な薬物があるかどうか、質問してみましょう。この会話の間には、オープンな心構えをし、好奇心を持ちましょう。

### ◉家から薬を除去する

薬を家からなくしてしまえば、感情を調整するために安易に薬に手を出すことを妨げる障壁を作ることになります。落ち着いて冷静になると、その瞬間にスキルを使うことの利点とマイナス点について考える時間がとれるでしょう。その余裕のできた分の時間を、どうやって薬を入手しようか考えて過ごしていますか？　そうではなく、本書で紹介しているさまざまなスキルを使って、感情を特定し、調整しましょう。

## チェックリスト

□薬を飲むことの結末を見きわめましたか？
□使わない薬を自宅から取り除きましたか？
□今後こういった状況になった時、どのスキルを使用するか、計画を立てましたか？

# 35 友人の薬を使う

## 問題

ときには、友人の薬を使ってしまいたいという誘惑があるでしょう。友人が処方された精神刺激薬、ベンゾジアゼピン系薬剤（抗不安薬）、痛み止めなどを持っていて、それがあなたの問題に対する良い解決策であるかのように思えるかもしれません。あなたに対して処方されたのではない薬を服用するのは危険なことであり――おそらく、あなたのかかりつけ医師はその薬はあなたに必要だと考えていないのですから――友人との関係にストレスやダメージを加えたり、関係をこじらせたりする可能性があります。

## モニークの場合

モニークは若い時から、不安になると、注意を払うこと、すべきことを完了することに苦労してきました。激しい波のように襲ってくる感情で、すぐに気が散ってしまうのです。モニークは勤勉な十七歳の学生で、良い成績をとりたいのですが、感情のせいで生活と学校での成績は予測不可能でちぐはぐになってしまいます。モニークはボーイフレンドとケンカになり、友人たちから取り残されたように感じて、つらい一週間を経験しました。重要なレポートを仕上げなければならず、課題を終える助けになるようにと、友人から精神刺激薬を手に入れたいと思っています。精神刺激薬が食欲を減らしてくれる点も気に入っています。モニークは過去に薬物がほしくて何回も友人に電話をしました。かつては二人で多くの時間を過ごしていたのですが、この数カ月はあまり会っていません。モニークはかかりつけの医師に精神刺激薬を処方してくれるかどうか尋ねましたが、薬物は彼女の不安を最終的に悪化させる懸念があるのでダメだと言われました。

モニークは友人に電話をしてメッセージを残しますが、その日には電話を返してもらえません。翌日も電話をすると、友人が出ましたが、イライラしているようです。友人はモニークに何錠かあげるがもう電話をしないでほしいと言います。モニークは謝りますが、本当に薬が必要だと感じています。モニークは錠剤を手に入れて恩を感じますが、すぐに、また人間関係を失ってしまった、自分の価値観に反することをしてしまったと不安になります。

## 実践練習

以下は友人の薬に手を伸ばさずに、生活の中のストレス源を管理する方法です。

◉自分を脆弱にさせている要因に注意を向ける

他の人の薬をあてにするのではなく、自分自身のケアをしましょう。感情的に脆弱にさせるものに注目しましょう――そして、それらの要因に対処しましょう。不安定な時にうまく感情をコントロールするのに役立つのは、十分な睡眠をとる（たいていの人は通常八～十時間の睡眠が必要です）、バランスのとれた食事をとる、運動する、必要な薬だけを服用する、身体的な疾患の可能性があればそれに対処するといったことです。それに、アルコール、マリファナ、コカインなどの薬物を使わないことも重要です。特にこれらの薬物が重度の気分変動を引き起こす場合には、使ってはいけません。

◉優先順位をつける

自分の優先順位を考えましょう。長期的に見て、何がより重要ですか？　薬の入手ですか、友人との関係ですか？　自分の行動の長期的利益と短期的利益を考慮に入れることを忘れずに。

## ◉自分の価値観を見直す

「この行動は自分の価値観に反するだろうか？」と自問しましょう。他の人から薬をもらうということは、その人には処方されたよりも少ない数しか残らないということです。また、友人にかかりつけ医師に対して不誠実になることを求めているということでもあります。二人ともが秘密を持つことになります。何度も繰り返し自分の価値観に背くことは、恥と罪悪感の悪循環を生み出す可能性があり、そうなると消耗し、自分自身への憎悪や嫌悪が高まることになります。

## ◉自分の問題に対する別の解決策を見つける

いくらか時間をかけて、自分の感情と注意を調整することに役立つ代替案を考えましょう。完了しなければならないこと、あるいは効果的に調整したい感情について、もっと具体的に構築することができますか？　もっと計画を立てたり、時間をかけたりすることが必要でしょうか？　感情や注意を管理する方法について、医師からもっと多くの情報をもらうことはできますか？　自分自身の処方箋を得るために医師と協力することができないでしょうか？　人間関係に悪影響を与えたり、恥を感じたり罪悪感を持ったりする原因にならないような代替案を考えましょう。

## チェックリスト

□友人の薬をとってしまうことがあなたたちの友情にどのような影響を与えるか、自問しましたか？
□他人の薬を求めることについての自分の価値観を明確にしましたか？
□取り組むべき、自分を脆弱にさせている要因を特定しましたか？

# 第10章　攻撃的な衝動

# 36　誰かを殴りたいという衝動

## 問題

あなたは誰か近い間柄の人に非常に腹が立っています。激怒のあまり、その人を身体的に攻撃してしまいそうです。正しい行動ではないとわかっていますが、その人の行ったことを考えるとその人はそういう目にあっても当然だと感じるのです。

怒りは人間共通の経験であると認識することが肝心です。私たちは誰でも怒りを経験します。しかしながら、最終的に虐待的になったり、暴力的になったりすることは、不可避の事態ではなく、その人の選択です。

## ジョナスの場合

ジョナスはＢＰＤを抱える二十五歳の建築労働者です。嫌な気分で目覚めました。ガールフレンドとケンカをしたあとで、よく眠れませんでしたし、仕事を楽しみにしてはいません。昨日、大掛かりな住宅リフォームの仕事の総合建設請け合い業者が、テラスの仕事が粗雑だとジョナスを責めました。ジョナスがその前日に何時間も費やした部分をやり直してほしいというのです。ジョナスは建設現場に車で到着し、上司が他の作業員数人と談笑しているのを目撃します。血が煮えたぎり始め、「もし今日上司が自分を叱りつけるようなら、気絶するほど平手打ちをくらわせてやる」と考えます。

## 実践練習

他の何をするよりもまず、その相手を直接的に攻撃できる状況に決していないようにしましょう。その人が同じ場にいないのならば、以下のステップにしたがってください。その場にいるのでしたら、即座にその場を去りましょう。立ち去ることができないならば、自分の呼吸だけに集中します。その場を去ることができるまで、そうしていましょう。

### 1. 自分の感情の存在と、その妥当性を認める

健全な最初の一歩は、自分が傷つき、怒りを感じているという感情の存在を認め、かつそれ

は妥当なことだと認めることです。これは言うほどに簡単ではありません。怒っている時には、人によって傷つけられたと感じていることを認めると、脆弱で無防備であるように感じる可能性があるからです。その瞬間に考えられることは、復讐したいという気持ち、そして黙ってはいないぞと行動で示したいということだけかもしれません。問題は、復讐が怒りを持続させてしまうことです。それは自分がどうして腹を立てたのかを検討しないためです。

## 2．自分を脆弱にさせている要因の存在を認める

感情を妥当なものだと認めたら、疲れている、今の問題とは無関係のことで傷ついたり動揺したりしている、相手でなく他人が関与した状況について怒りを感じている、他の感情を感じているといった自身を脆弱にさせている要因に注目しましょう。ここでも、自分が実際に感じていることは、理解できると認めます。

## 3．落ち着くための技法を使う

ゆっくりと深呼吸することは特に、冷静になるのに効果的で簡単な方法です。深く息を吸い、息を止め、それから閉じた唇の間からゆっくりと吐き出し、息を止めます。緊張が弱まるまで、

これを行ってください。自分自身を落ち着かせるためには他に、肩と腕の緊張に注意を向け、次にこれらの部位の筋肉を緩めることもできます。また、極度の寒さと怒りを同時に感じることはできないものです。激怒して、それから氷のように冷たいシャワーや湖に飛び込むと想像してみてください。身体は自衛本能優位になるので、怒りの感情は寒さへの対処より後回しになります。寒い日であれば、セーターやコートを脱いで、屋外に立ちましょう。暖かな日であれば、冷たいシャワーを浴びてもよいでしょう。

## 4．許す

許すことは、ＢＰＤを抱えていてもそうでなくても、非常に困難なものです。そして、究極のところ、あなたにできる最強のことでもあります。誰かを許すということは、相手が与えた傷に対する全復讐計画をやめにするだけではなく、相手が自らの有害な行動を認識して、自身のしたことに対して謝罪するだろうという希望と思いやりを持って先に進むという、決断を意識的にするということです。これは重要なことですが、相手が引き起こした傷と自分が感じている苦痛を完全に認識するまでは、誰かを許すことはできません。怒りを手放さずにいると、心理的健康と身体的健康に関して、深刻な結果をもたらします。許すことは、人間関係を癒すことに役立つだけではなく、あなたの心身を癒すことにも力を貸すのです。

枕を殴るなど、他の何かに怒りをぶつける行為も効果がないことを心に留めておきましょう。実際、無生物の対象に対して怒りを表現することは、まったく怒りを減らしません。サンドバッグやソファのクッションを叩くことは、実際のところ、怒りを減らすよりも増やしてしまうことを明らかにした研究もあります（Bushman 2002）。そうした行動をすることは、怒りを和解や親切につなげるのではなく、攻撃と関連づけるように、脳を訓練していることになるので、うまくいかないのです。

## チェックリスト

□自分が怒っていることを認めましたか？
□自分を脆弱にさせている要因を見きわめましたか？
□落ち着くための技法を使いましたか？
□相手を許しましたか？

# 37 壁を叩き壊したいという衝動

## 問題

あなたは何か不公正だと感じられることに激怒しています。目の前にある壁にパンチをくらわせたいという衝動に圧倒されます。過去に実際にそうしたことがあり、その瞬間には良い気分になったものの、救急救命室に行くはめになり、壁にはたくさんの穴が残りました。あなたはときどき怒りを内側にためておこうとする感覚を経験し、何時間かあとに爆発してしまうのです。怒りに関する問題を抱えていると言われたことがあるかもしれません——それは真実かもしれませんが、そのことを誰かに指摘されると、いっそう怒りがわきます。

## ジムの場合

ジムはＢＰＤを抱える十八歳で、右手にギプスをつけざるを得ない出来事がこれまでに三回起こったため、かかりつけ医から私たちのところに紹介されてきました。彼は手の骨を二回折っていて、壁を叩いたあとに骨折の疑いでX線検査を受けたことは何度もありました。ジムは怒りのコントロールに非常に苦労する時があることを認め、ときには何でもいいから、人でさえも、叩きたくなると認めています。とはいえ、彼は自分自身が他の誰も傷つけたくないと思っていることをわかっていて、壁を叩くことが「怒りを追い出す」と考えています。怒りが出てくるのはたいてい誰かにいらいらさせられた時や、自分が何か悪いことをしてしまったと恥を感じる時です。

## 実践練習

壁にパンチを加える行動を一歩下がって見つめれば、しばしば、それは状況に対して不釣合いなものに感じられます――その時には、まさに正解のように思われるとしても。壁を叩きたいという衝動を回避するために、LET GO（手放す）というキーワードで対策を覚えておきましょう。

L（Leave）：その場を去る

壁――あるいは他の何でも――を叩きたいという衝動に気づいたら、壁のない場所に行くか、壁を叩くことが社会的にとても不適切な場所へ行きましょう。たとえば、壁が存在しない屋外を歩いたり、近所のコーヒーショップに行ったりしましょう。そうすれば、周囲の目が気になって、公の場で壁を叩くことが防げるでしょう。

E（Express）：表現する

何かを叩く可能性が低い場所にきたら、自分の感情を自分自身で明確に同定しましょう。もっと落ち着いた状態になったら、怒っていることを誰かに知らせましょう。自分の怒った状況について、明確に表現しましょう。

T（Take an ice-cold shower）：氷のように冷たいシャワーを浴びる

凍えながら怒ることは事実上不可能です。これは今までに試され、テストされてきた介入方法です。私たちの患者で最もひどく怒る人たちでさえも、凍えそうなシャワーを浴びると怒りがおさまると言いました。

G（Get active）：活動的になる

怒りのエネルギーを燃やしてしまうために、激しい運動を利用しましょう。きついランニングに出かけましょう。できるだけたくさん腹筋運動をしましょう。スキップをしましょう――スキップをしながら、怒ることはできません。

O（Openness to fun）：面白いことに心を向ける

怒っている時にはユーモアが優れた介入になります。笑える映画、テレビの連続コメディドラマ、オンライン動画などを見ましょう。

**チェックリスト**

□自分が怒っているとしっかり自認しましたか？
□LET GOを使いましたか？

# 38 他人のものを破壊したいという衝動

## 問題

あなたは誰かに腹を立てていて、復讐をしたくなっています。あなたは、ある物がその人にとって大切で、その人はそれと特別なつながりを持っていることを知っています。新品のテレビ、お母さんから譲り受けたお皿のコレクション、お気に入りの宝石といったものです。あなたはその人への復讐として、その特別なものを破壊したいという気持ちでいっぱいです。

## ヘンリエッタの場合

四十二歳のヘンリエッタはＢＰＤを抱えていて、夫と結婚して四年になります。夫とその両親の関係にとても嫉妬しています。なぜなら、夫の両親は自分のことが好きではなく、決して息子の妻として自分を受け入れてくれていないと感じとっているからです。夫の親族らが夫婦を訪ねてきていて、二人を夕食に誘ってくれました。ヘンリエッタは心が乱れています。夫が両親に対して感じる愛情は、夫が自分に対して持っている愛情を減らすように感じるので、夫が実際に両親に抱いている親密さが気に入りません。数年前に父親が誕生祝いに買ってくれたネクタイを夫がしていると、彼女の怒りはとても強烈になり、そのネクタイを半分に切って、夫婦のピアノの上に置いてある夫の家族写真のフレームを砕いてしまいたくなるのです。ピアノさえも破壊したいほどです。ヘンリエッタはこのような行動は夫を傷つけるとわかっていますが、少なくともそうすれば、夫は彼女がいかに両親を好まないのか理解するであろうし、たぶん、夫は両親と一緒に過ごしたいと思わなくなるであろうと感じています。

## 実践練習

誰かの所有物を傷つけたいという強烈な願望は以下の実践で回避することができます。

### ◉自分の怒りを認める

他の怒りの場合と同じように、自分が怒っていると知ること、人のものを破壊したいという衝動に気づくことは、有害な行動をとってしまいそうな場合の対処の第一歩です。

### ◉自分の身体的反応を認識する

物を破壊したいという衝動に基づいて行動したことがある人のほとんどは、習慣的で身体的な怒りのパターンを持っています。あなたの典型的な反応は何ですか？　身体感覚がしばしば最初の合図になります。たとえば、激怒の炎が激流のように身体を通っていくように感じたり、心臓が早打ちする、歯を食いしばる、などに気づくかもしれません。自分が怒り始めていることに早く気づくことができればそれだけ、衝動に基づいて行動することを防ぐための時間も長くとれます。

### ◉手を拘束する

テレビ、花瓶、電話といったものを粉々にしようとしているのであれば、一方の手をもう一方の手で押さえて下ろしましょう。物を持ち上げることができないように、拳を握りましょう。手の上に座るか、地面に横になって、衝動が弱まるまでなんとか起き上がらずにいるようにしましょう。

### ◉座って呼吸する

台所にいるところでも、職場にいるところでも、人の集まる行事に参加しているところでも、場所は問題ではありません——とにかく座って、深呼吸をしましょう。そうすれば怒りを弱めるための時間ができますし、物から離れて座っていれば、壊しようもありません。

### ◉人のいるところを離れる

もし他の人が周囲にいるのであれば、今いるところから歩いて離れていきましょう。これも、自分の怒りのレベルを下げて感情を表現する他の方法を考えるのに必要な時間を作ることができます。

---

### チェックリスト

□自分の感情と衝動に気づいて、自分が怒っていることを認めましたか?
□自分自身を拘束していますか?
□別のやり方を考えるために必要な時間稼ぎをしていますか?

# 39 他人を侮辱したい、他人の価値下げをしたいという衝動

## 問題

あなたは誰かに対してとても怒っていて、明らかにその人を傷つけるとわかっている方法で、その人を侮辱したり価値下げしたりしたいという、強い衝動を経験します。おそらくその人の弱点や気にしていることについて、何か中傷めいたことを言いたいのでしょう。あなたが感じているのと同じくらいに、相手を嫌な気分にしてやりたいのです。「最悪の親だ」、「先生はひどいセラピストです」、「ひどい恋人だわ――誰だってあなたよりはましよ」などといったことを言いたくなるかもしれません。話している相手があなたの人生の中での重要性が低い人であれば、そのような行為をしても逃げおおせるかもしれません。けれども、人を攻撃したり、けなしたりすることは、相手があなたにとって大切な人であれば、その人との関係を壊すものになりかねません。

## ナンシーの場合

三十二歳のナンシーは数週間前にガールフレンドと別れました。友人でい続けようと話し合い、これまでのところ二人の関係は良好でした。けれども、その後ナンシーの元ガールフレンドは休暇でマイアミに出かけ、旅行で撮った写真をフェイスブックに載せたのです。彼女は明らかに楽しんでいるように見えました。ナンシーは取り残されたように感じていて、その元恋人が自分とは楽しく過ごすことがなかったと傷ついた気分になっています。今、ナンシーは元恋人に電話をして、写真の彼女がどれほど太って見えるか伝えてやりたくなっています。彼女が体重をどれほど気にしているのか知っていますし、そのことを言われると苦しむであろうとわかっているのです。

## 実践練習

毒舌攻撃、侮辱や価値下げをしたいという衝動は、しばしば怒りや傷心が燃料源となります。自分を傷つけた人に仕返しや復讐をしたいという願望を誘発することもあります。誰かを侮辱したり、価値下げしたりしたいという強烈な衝動を回避するため、以下の技法を実践しましょう。

◉自分を認める

本書で紹介する多くの技法と同様で、誰かに言葉で攻撃を加えたいという衝動を回避するための最初の一歩は自分を認めることです。実際に傷つく言葉を言われた、または相手の人が意図的にあなたを傷つけるような何かをしていたと想像したのであれば、傷ついたと感じることは無理もありません。攻撃したいという欲望ももっともです。

◉事実を理解する

自分を認めたら、次に以下のようなことを自問してください。


「私が感じている感情は何か?」

「その感情はどのようにして起こったのか?」

「相手の人に何をしたい、あるいは何を言いたいと感じているか?」

「人間関係における私のゴールは何か?」

「私が今にも言おうとしていることは、そのゴールに合致しているか?」

### ◉バランスのとれた見解をとる

自分と相手、それぞれの立場から見るとどうでしょうか？　攻撃をしないことは相手の「勝ち」を意味すると考えられることがあります。実際には、そこで攻撃を加えれば、二人とも負けなのです。相手は傷つき、あなたと一緒にいたくはないでしょう。そして、しばしばあなたの発言があなた自身の価値観に背くので、あなたも恥を感じる結果になります。その一方で、その人が行ったこと、または行ったとあなたが想像することを考えると、その人がこらしめられるべきだと望むのです。誰かを侮辱することや品位を下げようとすることは上手な行動ではありません。長期的に見ても効果的ではありません――そうすると決めたならば、良くない結末が待っています。

### ◉表に出す

自分がここに達した経緯を解明するステップを経たのなら、次に行動を起こすことができます――できれば自尊心をもって。怒りが冷めてきたら、相手に、その人の行ったこと、言ったことの結果として、自分がどう感じたのかを説明しましょう。それから、二人の関係が自分にとって重要であることと、状況を悪化させたくないと思っていることを相手に知らせましょう。

◉今後のために、トラブルシューティングをする

このような状況がまた発生する可能性が高ければ、次回はどのように対処するか、何を違うふうに行うか、計画しておきましょう。その人があなたを愛していて、あなたのBPDからの回復に関心を持ってくれているなら、その人はあなたのしている努力を評価して、あなたが何か違うことをしている、その人の価値下げや侮辱ではないことをしていると認めてくれるでしょう。

## チェックリスト

□今現在感じている感情を特定しましたか?
□あなたがそこに至った要因を考察しましたか?
□対人関係における自分のゴールを明らかにしましたか?
□相手と話しましたか?
□今後の対処法に関して、計画を立てましたか?

# 第11章　自分についてのマイナス思考

# 40 自己嫌悪

## 問題

あなたは自分自身を嫌っています。自分というもののすべてが嫌いです。自分の考え方が嫌です。対人関係について自分の行動が嫌です。自らの本質そのものが嫌なのです。

## シャイナの場合

スポーツクラブで受付を担当している二十七歳のシャイナは言います。「どれほど何もかもが嫌いなのかについてばかり考えるのです。自分の身体、自分の障害、自分の態度、自分の決断、自分の生活が嫌で、人間関係を破壊していることも嫌です。気分がよくなって、そこまで嫌だと思わない時でも、自分というものを歓迎はできません……説明するのは難しいです。自分は何にも値しないように感じることもあれば、自分がまったく人間ではないかのように、あまりに無価値で現実のものではないかのように感じることもあります」。
自己嫌悪のマイナス思考はＢＰＤの中でも特に容赦ない破壊的な思考の一つです。

## 実践練習

以下が自己嫌悪の感情への対処法です。

### ◉忍耐力を持つ

これまで何年間も自己嫌悪の中で過ごしてきたことでしょう。新しい脳の回路と新しい思考方法を作り出すには時間と実践が必要です。脳の働きとはそういうものなのです！　これから紹介するスキルを使うにあたって忍耐強くなることが、自分自身を愛するための最初の行動です。

### ◉助けを求める

友人と家族はもちろん、教師、セラピスト、聖職者や宗教の指導者、同僚、自助グループなどに援助を求めましょう。自分自身のために助けを得ることに集中するのは自分自身にやさしくすることであり、もし専門家の治療を受けているのであれば、助けを求めることが具体的な意義です。

### ◉自己嫌悪を回避しない

自己嫌悪がもたらす苦痛に直面しなければ、それに取り組むことはできません。これまでの人生のどこかで、自己嫌悪という概念を持たない子どもの状態から、自分自身を嫌う状態へと移行したのです。生まれつきこうだったわけではありません。この事実に直面することは苦痛ですが、これがそこから抜け出す唯一の方法なのです。ただ苦痛が存在することを認めましょう――それについてくよくよ考えたり、反復して考えたりしないように。実際、長々と考えずに苦痛と向き合える時、それを征服し、自己嫌悪から癒されていっているのです。

### ◉許して、許して、許す

自分が行った悪いこと、悪いことだと感じた行いについて、自分自身を許さねばなりません。自分の価値観に背き、誰かを傷つけたのであれば、その人にも許しを請いましょう。どの時点においても、あなたはあなたの最善を尽くしています。スキルが高まれば、もっとうまくやれるでしょう。自分自身への許しは自己共感の実践です。

## ◉愛する人たちと一緒に過ごし、楽しめることをする

読書が好きですか？　それなら読んでください。楽器演奏が楽しいですか？　それなら演奏を続けてください。ダンスが好きですか？　だとしたらダンスのクラスに入りましょう。友人グループと一緒にいることに喜びを感じますか？　だとしたらその友人たちと毎週、夕食会をするようにしましょう。大好きなことを実行する実践をすればするほど、もっと好きになるでしょう。これは自己嫌悪から自分を罰して、大好きなことを自分から剥奪する行為とは反対の行為です。

## ◉禅の実践を試す

禅のスキルを使って自己嫌悪の問題に取り組む方法もあります。賢明で思いやりのある人物だと尊敬している人を思い浮かべてください。その人物が自己嫌悪の瞬間にあなたの心身の中であなたとともに住んでいると想像し、その人があなたの自己嫌悪をどのように扱うか見てみましょう。これは難しい課題ですが、練習すれば、よりいっそう自分への思いやりを発見する

でしょう。

**チェックリスト**

□忍耐強く行動していますか？
□自分自身を許していますか？
□大好きなことをしていますか？

# 41 自分自身を他人と比較する

## 問題

あなたは常に自分自身を、知っている他の人と比べています。長年、そうしてきたのです。比べるたび、自分はあんなに頭が良くない、可愛くない、創造的でない、面白くない、特別なところは何もない、良い友人ではないなどと思うのです。

こういった比較をしていると、自己嫌悪、自己憎悪、絶望感、危険で自己破壊的な行動を駆り立てる思考の危険なスパイラルに入り込んでしまう可能性があります。

## リーラの場合

二十九歳のリーラは自分でケータリング（仕出し）の会社を運営しています。友人からランチの招待を受けました。友人はリーラを数人の同僚に会わせたがっているのです。リーラはこのランチの計画が不安で、何を着るか、何を話題にするか、ずいぶん考えました。新しく会う人たちに評価判断を下されることについての心配にも気づいていましたが、新しい友人を作ることに熱意を持ってもいました。

リーラは昼食の約束の場に到着するとすぐに、細かいことに目を配ることが難しく感じ始めました。他の女性たちが美しくて頭脳明晰な様子を見て、心が空回りをしているのです。「こんな人たちが、私のような人間を好きになってくれる理由がある?」とリーラは自分に問いかけます。「私には話すべき重要なことが何もない……私なんて見かけ倒しだわ」。友人がリーラにどうしてそんなに黙っているのかと聞きます。リーラはただただ微笑んで、会話に入っていこうとします。けれども、テーブルを見渡すと頭が真っ白になってしまうのです。「この人たちが私を気に入ってくれるなんて、ありえない。明らかに私より成功していて、たくさん友人もいるのだから」。リーラは自分の思考を止めて、安らかな気持ちになることができません。食事が終わった時、誰ともつながりを持てたと感じていないことに気づきます。「私は何がおかしいのだろう?」と答えを求め始めます。「私は本当にどうしようもない人間だ! 誰も私と話したくないのは当然ね。私に関心を持ってもらえたのなら、会話に入れてくれたでしょう。たぶん、私がもっと賢くてきれいだったら、もっと気に入ってくれたのでしょう。私のような人間はこんなチャンスに値しないのよ。いずれにしても、自分のことばかり気になっているのだから。こんな女性たちに、いったいどうして私がついていけるというんだろう。美人で、頭が良くて、面白い人たちに？　私みたいな人間にはまったく見込みがないわ」。

## 実践練習

以下は常に自分自身を他人と比べてしまうという問題への対処法です。

### ◉比較する思考に気づく

比較する思考と闘う第一歩は、自分が比較する行動をしていると気づくことです。これは簡単そうに思われるかもしれませんが、こうした思考が習慣化していると、ほとんど自動的に比較する思考をしてしまうでしょう。自分がどのような比較をしているか考えましょう。容姿について自分自身を他人と比べる傾向がありますか？　知性でしょうか？　技能レベルですか？　どのような状況の時、比較するリスクが最高になりますか？　どのような環境で比較している自分に最も気づくか、考えてみてください。自分のよくある比較する思考を特定したら、それが比較する思考への警告となる赤旗です。その思考に気づいた時には、「比較する思考」だと自分自身に言いましょう。これは思考連鎖の速度を落とし、心が思考の内容の中にそれ以上とらわれてしまわないように助けてくれます。比較する思考を比較する思考だと認識することができたら、心をその場の会話やしていることに向け直しましょう。これは何度も繰り返し練習する必要があるでしょう。

## ◉自分の感情を見きわめ、自分自身を認める

比較思考は通常、強力な感情と緊密に結びついています。比較は感情から強力に気を逸らすことができます。どの感情が比較思考を駆り立てるのか考えてみてください。自分の心が恐怖、悲しみ、恥、嫉妬心、羨望にどのように反応するか、考えます。感情を特定したら、その妥当性を認め、経験から身につけた賢明な思考を思いだしましょう。たとえば、リーラが初対面の人と会う時に、特に新しい人間関係を作りたいと本当に願っている時に、不安を感じて自分自身を疑うことは理にかなっています。時として、感情（比較思考ではありません！）を認めることは、思考を止めて安らかにして、破壊的思考にからめとられてしまわずに、自分の感情に焦点を当てることを助けてくれるのです。

### ◉思考の転換により、注意を移行する

比較をしていると気づいたら、そして自分の感情を認めたら、注意の移行に真剣に取り組まねばなりません。DBTでは、このスキルは「思考の転換」と呼ばれます（Linehan 1993a, 1993b）。この実践で難しいのは、比較というものがあなたの注意を強力にとらえてしまう可能性があるという点です。思考を転じるための場所を決めましょう。リーラの場合は、会話に注意を向け直すことでした。思考が比較へとさまよっていってしまったら、それに気づき、それから今話していることに思考をゆっくり戻しましょう。注意を戻したらすぐに全面的にそちらに集中するようにするとよいでしょう。たとえば、リーラはランチでの会話内容に注意を戻して、すぐに誰かに質問をするか、何かコメントをすることができたでしょう。そうすればすぐに、ただ見ているのではなく、積極的に会話に参加することができます。これは思考を現在に集中させることに役立つでしょう。

### ◉比較のバランスをとり、もう一方の面を発見する

頻繁に自分自身を他人と比較していると、その比較は偏向している可能性が高いでしょう。すなわち、比較のマイナスの側に自分自身を置いてしまうスキルがとても高くなっているので

す。新しいことをしてみましょう。比較のバランスをとる練習です。すべてのマイナスの比較に関して、もう一方の面を発見するようにがんばってみましょう。

### ◉自分自身を以前の自分と比べる

ＤＢＴのスキルの中で最も難しい――そして、とても有効な――ものの一つはＤＢＴプロトコルの苦悩耐性モジュールにおける比較スキルです（Linehan 1993a, 1993b）。このスキルは、悪戦苦闘をしている時に、現在の自分を過去の自分と比べるというものです。このスキルは実践練習が必要なものですが、ひとたびマスターすれば、苦悩を低下させる点で大きな成功を収める可能性があります。たとえば、振り返ってみて、「一年前、私が苦しんでいた時、私はスキルを知らなかった。今では、この難題に直面すると、まだ悪戦苦闘はするかもしれないけれど、破壊的な行動をせずに、スキルをもって闘える」のように言えるでしょう。

## チェックリスト

□比較思考に気づきましたか？

□自分自身を認めましたか？
□比較することのもう一方の面を考察しましたか？

# 42 誰も自分を愛してくれていない、大切に思ってくれていないと感じる

## 問題

あなたは誰も自分を愛していないし、これからも誰も自分を大切に思ってくれることはないと感じています。人々が本当にあなたのことを知ったなら、あなたを愛することなどとても無理だとも感じるでしょう。一人ぼっちだという感覚、希望を持てない感覚、そして絶望感を経験することもあるでしょう――そして、それは耐えがたい経験になりかねません。

## アティカスの場合

アティカスはＢＰＤを抱えている四十歳の男性で、愛されていないと感じています。人が愛していると伝えても、彼はそれを信じません。「そう言わなければならない」ので、そのように言うだけなのだと疑っているのです。「親だから」両親は彼に大事に思っていると言うし、ボー

イフレンドは「僕を安心させたいから」そう言うのだ、とアティカスは言います。さらに、セラピストは「クライアント全員に言っているので」大切に思っていると言うのだ、と。

## 実践練習

以下は誰も自分を愛していない、あるいは大切に思っていないという思考を変える方法です。

### ◉自分のマイナス思考に気づく

愛されていないと感じることは、実は感情ではなく、思考です。その感情は怒り、または悲しみかもしれません。「誰も自分を愛していない」という言葉は——誰もあなたを愛していないという現実のデータがあるのでなければ——自分の愛する人たちとつながっていると感じられないという経験をした時に到達する結論なのです。これをもっと正確に言うと、「私は自分が自分自身を嫌っているという思考に気づいている。人が自分に愛していると言う時でさえも、本当は愛してなどいないのだと考えていることに気づいている。人が自分に愛していると言う時、私は懐疑的になることに気づいている、だから自分は愛されない人間であり、誰も決して自分を大切に思ってくれないであろうという結論に達したのだ」ということになるでしょう。

こう言うと少々しつこくなりますが、思考を止めて心を安らかにして、いったいどのようにして誰もあなたを愛していないという結論に達したのかを理解すれば、自分の考え方、習慣的に破壊的思考をしていることについて、重要な情報を与えてくれます。結局のところ、愛されていないと感じることはあなたの頭の中で起こっていることなのです。

### ◉練習して、忍耐力をつける

自分は愛されない人間であるという考えは何年もかかってできあがったものなので、それを元に戻すのにも時間がかかります。自分は愛されないし、誰も自分のことを決して大切に思ってはくれないであろうという、自動的で習慣化した思考を経験した時は、「止まり」ましょう。自分自身に、これは単なる思考であって、事実ではないのだと言い聞かせましょう。そのようには感じられない時でさえも、自分は愛されていると信じなければなりません。「愛されているように感じないけれども、私は愛されているのだ」と自分自身に言いましょう。

### ◉親切になる

誰かが自分に素敵なことをしてくれた時に、どれほど素晴らしく感じるか考えてみてください。あなたが愛、思いやり、親切な行動を実践する時、人はあなたを愛さずにはいられません！　すべての人に親切にしなければならないわけではありません。特にその人があなたを傷つけたのであれば、親切にする必要はありません。あなたの愛情と思いやりに値する誰かを見つけましょう。困っている人に親切にしましょう。友人に電話をかけて、気にかけていることを伝えましょう。

◉許す

親しい人の行動によって傷ついて感じていたり、拒絶されたと感じていたりするせいで、愛されていないと感じるのであれば、その人を許すこと、そして自分自身をも許すことができるようになりましょう。許しは圧倒的な激しい感情を変える強力な方法です。

**チェックリスト**

□愛されないという自分の感じ方を事実ではなく、思考として認識しましたか？

□自分は愛されているし、愛に囲まれていると知っている、と自分自身に言い聞かせましたか？

□今日、親切と思いやりの行動を実践しましたか？

□相手と自分自身を許しましたか？

# 43 自分は人に害を与える人間だと感じる

## 問題

あなたは自分は人に害を与える人間で、自分の人間関係はすべて自分が関わっているせいで悪くなってしまうと感じています。恋愛関係における自分自身について考える時、自分には何も与えるものがないと感じます。あなたは自分自身を、支援的でなく、人を消耗させ、相手に満足を与えず、人にすがりついて、何も成さない、要求の多い、相手の品位を落とす人物だと考えているのです。このせいで、あなたは自分の人生に他人を入れたがりません。その人を害する結果になると想像しているのです。

## ジャネットの場合

ジャネットは三十五歳になった時、ようやく誰かとつきあうことができるだろうという考えを受け入れました。それまでは、自分は有害すぎて、誰にとってもそれほど価値がないと考えていたのです。交際を始めると、おなじみの感情が忍び込み始めることに気づきました。ジャネットは数回デートをして、相手にしがみついている、あれこれ求めている、「寄生している」と気づいた瞬間に交際を中止して、相手を替えてまた試すのです。彼女は自分自身を恋愛関係における毒物だと想像するようになりました。ジャネットは、自分はつきあう相手を誰でもダメにしてしまうと考えてしまいます。自分が人に害を与える人間であるという証拠を挙げます。ジャネットがつきあった男性の一人は失業しました。もう一人の男性はスキーで事故にあいました。三人目の男性は飲酒運転で逮捕されました。ジャネットはこれらの事実はすべて自分が人に害を与える人間であることの証拠だと想像し、他の人たちの人生に起こった良いことはすべてが幸運だっただけだと言って、考慮に入れません。

## 実践練習

自分は人に害を与える人間であるという感じ方は、通常、何か対人的なことがきっかけになります。本書の多くの実践練習と同様で、自分のしている経験に対処するためには、それに注意を向けなければなりません。以下は、自分が有害であるかもしれないという感覚を克服するために必要なステップです。

●引き金になるものごとを見きわめる

少し時間をとり、一歩引いて呼吸をしましょう。あなたが人に害を与える人間であるという思考を引き起こした出来事について、詳細に考えてください。できる限り正確に、実際に起こったことを描写してください。事実だけを挙げて、評価や判断は避けるように。

●感情を身体の中に探す

身体が物理的に経験していることに注目しましょう。筋肉は緊張していますか？　拳を握り締めていますか？　できるだけ正確に。身体にあらわれる影響を言葉にしましょう。また、自己判断もすべて言葉にしてください。

●自分の経験は自分のもの

あなたが経験する苦痛な感情は、たしかにあなたの感情です。今この瞬間、ただ座ってテレビを見ているだけだとしても、それらの感情は心と身体の内側で今この瞬間に発生しているのです。自分は人に害を与える人間だという経験はあなたの内面にあるもので、あなたが誰かに伝えなければ、外部の人間には見ることができません。

### ◉別の話を自分に語りかける

状況をどのように解釈するか、自分は人に害を与える人間であるという感覚にどのように対応するかは、自分で選ぶことができます。自分の感情を自分のものにすることで、それらを変え、そして自分が経験する苦痛を減らす力を得られます。自分が有害であると自分自身に語るのではなく、自分は宇宙全体の中のほんの一部にすぎず、人生を破壊する力などないのだと認識しましょう。他人の選択に対して責任はなく、他人はその人自身で決断ができるのだと認識しましょう。

### ◉毒を手放す

有害な思考に注意の焦点を合わせて、気づきとともに深呼吸しましょう。息を吐き出すたびに、毒を放出するつもりになってください。数分間、ひと吐きごとに毒が身体を去っていくのを感じましょう。すべてを焼き尽くす太陽の光の中に毒を吐き出していると想像してもよいでしょう。

## チェックリスト

□引き金となるものを特定しましたか？
□引き金となる経験を正確に描写しましたか？
□その感情を、身体と思考の中のどこかに同定しましたか？
□自分の毒を呼気とともに吐き出しましたか？

# 第12章　過去に生きる、未来に生きる

# 44　将来への恐怖

## 問題

ＢＰＤを抱える多くの人は、苦痛に耐えることのない未来を想像できません。たとえば、ＢＰＤのティーンエイジャーには、二十歳の誕生日を越えて生きていることを想像できない人もいます。未来を恐れて生きていれば、しばしば行き詰まり、先に進むために必要なことをしなくなってしまいます。そしてこれは、あなたと関わりのある友人たちが人生を先に進めているのに、あなたは進めていないという時にはいっそう悪化することも少なくありません。あなたが完璧主義者であれば、失敗の恐怖が将来の恐怖をこじれさせてしまいます。何かをやってみて失敗するのではなく、まったくやってみなくなるのです。今後の年月に何が起こるのかという恐怖が忍び込み始め、逃げ場がないように感じられます。

## ボビーの場合

ボビーは二十二歳で、大学二年目を終えたばかりです。引きこもりや病欠が続いたせいで、学生の間ずっと遅れていました。三年生を始めるにあたり、大学を出たあとで何をするかについて考えています。自分の将来について考えることでボビーは病んでしまい、授業に行かないでおこう、どの課題も提出せずにいようという衝動に気づきます。二週間後が締め切りの二ページのレポートについて、破局思考を経験し始めます。「A評価をもらえないことは確信している……だから課題はやらない……それはこのクラスの単位がとれないという意味で……それは卒業できないという意味だ……よって就職はできないだろうし……そうするとアパートを借りるお金もないだろうし……残りの一生、ホームレスのシェルターで生活するか、路上生活をすることになるんだ」。

## 実践練習

未来を恐れる理由は通常、過去の悪戦苦闘と不安に満ちた経験というレンズを通して未来を見ていることです。以下は未来に対する強烈な不安から離れる方法です。

## ◉その未来は現実ではないと理解する

この恐怖への対処を始めるために、その未来は決して現実ではなく、その未来は決してやってこないと、「未来」という言葉のとおり認識せねばなりません。それは心が生む概念であり、心は無限に未来を創造できるのです。素晴らしい未来も創造できます。未来への恐怖――心が捏造したものですが――の中核には、もしある結果が発生すればそれに対処できないだろうという信念があります。たとえ考えていることが現実ではないとしても、その想像はとてもリアルであり、非常に現実的な影響をもたらします。将来への恐怖に注意を向けて対処しないと、自己充足的な予言（本当になってしまう予言）を作り出してしまうリスクがあるのです。自分の未来には何が起こるのかについて不安を持つことはとても理にかなっていますが、恐れること（現実ではないことに）よりも現実のことに対処する方が、苦痛から脱出する最善の機会を得られます。

## ◉恐怖を見きわめる

今この瞬間の何が未来を恐れさせるのでしょう？　それを特定しましょう。描写してください。ボビーは二週間後に必修の課題の締め切りがあることからホームレス生活にまで飛躍しました。これがもし真実なら、未来を恐れることは合理的ですが、今この瞬間にボビーが知っていることは、課題の締め切りがあるということだけです。それ以外はすべて彼の心が作り出したものです。ボビーが自分の恐怖を特定するなら、単純に「A評価が得られないことを恐れている」と言えるでしょう。

## ◉警告を見きわめる

恐怖とは、身体が何かについて警告する方法です。たとえば、毒蛇が恐ろしいのは、毒蛇に近寄りすぎないようにと身体と脳が警告しているのです。なぜなら、噛まれたら、非常に重症になるでしょうし、死んでしまう可能性もあるからです。よって蛇への恐怖には意味があるのです。ボビーの場合は、「A評価をもらえないという恐怖は、そのクラスの単位をとれずにGPA（学業成績平均値）を下げてしまうリスクがあると僕に警告しているのだ。早く勉強とレポートを書く作業を始めるようにという警告なのだ」と言えるでしょう。

## ◉行動への衝動を特定する

心と身体は何をするように言っていますか？　ボビーの場合、「課題でA評価をとれないことを恐れていて、そのせいで仲間や家族が自分を落伍者とみなすのではないかという恐怖があって、書き始めたいとさえ思えない。僕の衝動は、部屋にこもりレポートを書かないというものだ」のように言えるでしょう。

### ◉衝動のままに行動した場合の結果を見きわめる

その自動的反応によって起こる結果は長期的なゴールに合致しますか？　ボビーは大学を卒業したいのです。部屋に留まって、課題を完了しないということは、学位を取得するという彼のゴールに合いません。レポートを完成して、B評価やC評価をとるリスクを冒すことは、おそらくこのクラスの単位を得て、卒業への道の途上に留まるという意味になるでしょう。課題を仕上げなくては、単位がとれなくなる可能性がより高く、したがって卒業できないことにつながる可能性も高くなるでしょう。

### ◉恐れていないようにふるまう

ここまでのステップを終えたら、衝動とは逆の行動をしましょう。仕事で昇進できないことを恐れていて、その自動的な衝動が、あまり頑張らない、あるいは仕事を全面的にサボってしまいたいというものであるなら、逆の行動は毎日時間どおりに仕事に行き、いっそう一生懸命に働くことです！　ボビーの場合は、部屋を出て、一緒に図書館に行こうと友人を誘うなどして、数行でも書き始めることです。恐怖が入り込んでくるたびに、ボビーは自分の長期的ゴールを心に留め、逆の行動のスキルをまた使ってさらに書き進めるでしょう。

## チェックリスト

□恐怖とその警告内容を特定しましたか？
□自分の行動への衝動を見きわめましたか？
□衝動に基づいて行動したらどのような結末になるか、考えましたか？
□衝動に対して逆の行動を起こしていますか？

# 45 決してよくならないのではないかという恐怖

## 問題

あなたは特別にきつい一週間を過ごしました。突如として、自分が今までに得てきたすべてが消えてなくなってしまったかのように思えます。振り出しに戻ったように、そして決してよくなることはないかのように感じるのです。

## ジェレミーの場合

ジェレミーはＢＰＤを抱える三十八歳で、長年いろいろなセラピストや薬を経験してきましたが、役に立ったとは感じていません。ＤＢＴを開始した時、とうとう役に立つセラピーを見つけたと感じました。ＤＢＴが自分の人生を変えたとさえ、信じたのです。けれども、この一週間、ガールフレンドと破局し、今は怒りと悲しみを感じていて、また飲酒を始めたいと感じています。今、ジェレミーは、自分は決してよくなりはしないと言いながら、治療にやってきます。「努力しても、何か意味があるのだろうか?」「セラピーは決して効果をあげません。私は決してよくならないのです」と嘆きます。

## 実践練習

自分の未来に何が待ち受けているのかについて不安を持つこと、自分の苦痛が本当に消え去るのかどうか、そして治療が有効かどうか悩むことは、とても理にかなっています。けれども、その恐怖が今この瞬間をすり減らしてしまい、前進を阻むのであれば、助けを求めるべきタイミングです。よくならないという恐怖を許容できるようになるには複数のステップがあります。

### ◉未来は未知であると理解する

未来に焦点を当てている恐怖は非常に痛みを伴う可能性があります。けれども、現実はといえば、誰もが未来は未知であるという概念とともに生きて、それを受け入れることを練習しなければなりません。未来は不確定であるという考えに慣れることは耐えがたく感じられる可能性があります。けれども、心がおぞましい未来の中に生き始めてしまうと、まだ発生していない未来に苦しむのです。そして、苦痛な自己充足的な予言（現実になる予言）を作り出してしまうリスクを冒すことになります。よくなることについて、あまりに恐怖や不安を持つようになると、現在に存在できなくなってしまうでしょう。治療を活かしたり、スキルを実践したりできなくなるのです。未来に存在する必要がある唯一の時間は、ゴールを計画する時だけであると覚えておくと役に立ちます。そして、心配することと計画することは違います。

### ◉恐怖を妥当であると認める

ＢＰＤを抱えていようがいまいが、多くの人が未来を恐れます。重要なステップは、自分の恐怖は理にかなっていると確かめることです。自分を認めるスキルを用いて、恐怖の中には賢明な思考が存在していると自分自身に思い出させます。たとえば、これまでどのセラピーもまったく役に立たなかったのであれば、現在の治療法も自分の役には立たないのではないかと恐れるのも無理はありません。思い出してください。感情の中にある賢明な思考を理解することは、感情に支配権を与えるという意味ではありません。感情がそこに存在すると認めるというだけのことなのです。

## ◉未来ではなく、現在を評価する

恐怖を認めたら、自分自身を今この瞬間に連れ戻して、未来に対する恐怖が現在の経験に合致しているかどうか、価値判断なしに確かめましょう。「自分自身がよくなることに役立つように、私は今現在何を行っているのか？」と自問して、今の状況の事実を確認しましょう。治療を受けていないのであれば、「今自分はこれほどに苦労しているが、今私を苦痛の中で動けなくしているような行動が存在しているのだろうか？　習慣のせいで、あるいは他にどうしていいかわからないから、これまで役に立たなかったとわかっているのにやめられない過去の行動を繰り返していないだろうか？」と自問しましょう。このような行動を毎日の日誌に書き、継続的に見ましょう。しばらく経つとパターンがわかってくるでしょう。

## ◉もっと多くのDBTスキルを用いる

DBTを受けているのであれば、セラピーに出席し、日記カードを完成し、薬を服用し、運動をし、楽しめることをするための時間をとって、よくなるために真剣に取り組んでいますか？　この取り組みの点で気が緩んでしまっているのであれば、この機会に自分で何か一つ、スキルを試すか、あるいは日記カードを見直して完成しましょう。この一週間で、スキルを使うか、何かを違うふうに行って、効果的だと感じた時のことを考えましょう。その瞬間に不安が減るにつれて、少し自分自身の気持ちを逸らすために、苦悩に耐えるためのスキルの一つを試してみましょう。また心配になった時には、自分を認めるステップに戻り、事実の確認をすることを忘れずに。

### ◉破局思考を回避する

自分はよくなることはないだろうという恐怖は、治療過程のあらゆるところで、特に難しい状況にある時や激しい感情を経験している時に、あらわれたり消えたりする可能性が高い恐怖です。未来に対する恐怖は、無効なものですが、実践練習です。破局思考をやめて、この恐怖とともに現在に効果的に留まる練習をすればするほど、その恐怖に対処するスキルを身につけ効果的に対処できるようになってくるでしょう。

## チェックリスト

□自分の恐怖を妥当なものだと認めましたか？

□現在に留まっていますか？
□破局思考に気づいて、回避していますか？

# 46 過去のことを思い返し続ける

## 問題

あなたは過去のネガティブな経験や記憶を手放さずにいて、何度も追体験しています。あなたを傷つけるような感情が絡む記憶です。心に苦痛な感情を刻み込んだ口論や議論を頭の中で再生し続け、追体験によって過去から抜け出せなくなります。（この問題は、専門的治療を要するトラウマやＰＴＳＤ〈心的外傷後ストレス障害〉とは別物です。）

## キャスリーンの場合

キャスリーンはＢＰＤを抱える、とても繊細な十七歳で、自己破壊的にならずに経験した感情に耐えることができるようになろうと取り組んでいるところです。治療の間はいつも熱心でおしゃべりですが、母親がセッションに来ると必ず、キャスリーンは話すことを拒みます。個人セッションでは母親への深い愛情を表現するので、母親が部屋にいる際の行動には困惑させられます。母親が言うには、キャスリーンが十四歳になるまでは二人はきわめて近しい関係にあったそうです。それが変わってしまったのは母親が自分自身の母を癌で亡くした時でした。母親は、キャスリーンも祖母と近しい関係にあったけれども、その死には、それなりにうまく対処したように見えた、と言っています。

キャスリーンはようやく認めます。「祖母が亡くなった時、母のところに行って、抱きしめました。母は泣いていて、ひどく悲しんでいました。泣きながら自分の母親について、どれほど空虚に感じるかについて話し、何もかも失った、自分にはもう誰もいない、と言っていたのです」。キャスリーンは、母親が自分にはもう誰もいないと言うのを聞いた時、それまでにないほど傷ついて感じたと言います。「どうして母は自分には誰もいないなどと感じることができたの？　母には私がいるのに。いったいどうして、あんなことが言えたの？」。

キャスリーンは母親が泣くのを見るたび、自分にはもう誰もいないと母親が言っていたという記憶が誘発されます。その記憶は強力で耐えがたい孤独や悲しみの感情と結びついていて、苦痛に対処する一つの方法としての自己破壊的行動へとキャスリーンを導いてしまっていました。キャスリーンは自分の感情についても、そう感じる理由についても、まったく母親に話したことはありません。三年以上も、その記憶と、それに関連する感情を持ち続けているのです。

## 実践練習

過去から脱出する唯一の道は現在に移動することです。たったそれだけのことです！　しかしながら、その単純明快な知恵は、以下のような技法を使わなくては、実践することが難しいかもしれません。

### ◉過去を受け入れる

受容は苦痛な過去を手放すための最初のステップです。キャスリーンの場合、母親が実際に言ったことを言わないでいてくれればよかったと願っても、起こってしまったことは変えられません。かつて経験したすべてのことと、今現在、経験しているすべてのことが、今日の自分につながったことを受け入れましょう。良い面も、悪い面もどちらも。

### ◉自分自身を苦痛から遠ざける

そうすれば明快になります。ひと休みして、しばらくの間、他の何かを探求しましょう。そうすれば、新しい経験が得られ、異なる視点から過去を見られるようになるでしょう。いったん離れた苦痛な記憶に戻ってみることと、まったくそこから離れないのとでは大違いなのです。

### ◉変えられることに集中する

キャスリーンの母親が言ったことは決して変わりません。過去に起こったことは、決して変わりません。変えられることだけに焦点を合わせましょう。過去の経験は変えられないのですから、それについての考え方を変えましょう。

### ◉自分には自分に対する責任があると理解する

あなたはあなたの人生、あなたの思考、そしてあなたの経験に対する自分自身の反応を全面的にコントロールしています。ものごとをある見方で見るようにと、あなたに強制できる人はいないのです。自分以外の世界のせいにしたいかもしれませんが、あなたの経験に対する責任を他人に押しつけることは、あなたの力を奪います。キャスリーンは、母親の言葉に対する自分の反応の仕方を変えるという責任を負っているのです。

## ◉今日という日は過去の出来事が起こっている時間ではないと認識する

キャスリーンにとって、今この瞬間が、何年も前とは状況が異なるということを否定しても役に立ちません。そうした否認をすれば、とらわれたままになってしまうでしょう。彼女は年齢を重ねて、より賢明になっているのです。過去の傷心について母親に話すことは、今日のキャスリーンを今この瞬間に、すなわち実際に対処できる瞬間に連れてくることになるでしょう。

## ◉今この瞬間に集中する

過去の苦痛な経験は未来を予言するものではないと、判断する能力が今のキャスリーンにはしっかりあります。過去にした行動とは違うふうに何を行いますか？　キャスリーンは母親から隠れるように行動するのではなく、母親と話し合う時であると認識すべきです。実際、キャスリーンがようやく母親と話をした時、母親は崩れ落ちて、「こんなに長く苦しんでいたの！　どうして話してくれなかったの？　もちろん、キャスリーンがいるのに一人ぼっちだなんていう意味ではなかったのよ。そんなふうに考えていたなんて、とても悲しいわ」と叫んだのです。

## チェックリスト

□過去に起こったことが実際に起こったことなのだと受容しましたか?
□自分に変えられることに集中していますか?
□今この瞬間に注意を向けていますか、そして違うやり方ができることに、注意を向けていますか?

# 第13章　被害念慮

# 47 人が故意にやっているかのように感じる

## 問題

人生のつらい時期にあると、他の人が意図することについて思い込みをしやすくなります。激しい感情と闘っていて、その対処に大変な思いをして過ごしている時、誰かが故意にものごとをあなたにとって困難あるいは厄介なものにしている、またはあなたの対処能力を意図的に試している、と感じるかもしれません。感情の激しさが増すにつれて、他人の悪意についての確信も増してしまいます。

被害念慮については、次の点に注意してください。被害念慮とは他人への不信を想像したり、あるいは誇張したりするものです。不信や疑惑から、臨床的に精神疾患と考えられるものまで幅があります。後者は被害妄想、つまり他人がその人を害そう、苦しめよう、罠にはめようとしているなどの誤った確信を持つようになるものです。このタイプの被害妄想には薬物治療が必要でしょう。しかしながら、本書のこのセクションでは、ストレスに関係した一時的な、あるいは短期間の、被害念慮のエピソードについて述べています。

## ローガンの場合

二十一歳のローガンは厳しい一週間を経験しています。駐車場で車をぶつけられてしまい、修理工場は折り返しの電話をくれません。一カ月以上も前に決まっていた夕食の約束を友人がキャンセルしたところです。両親はローガンの鬱についで聞くことにうんざりしていますし、教授――今や自分を嫌っているに違いないとローガンは思っています――は、論文の締め切り延期についてのメールにまだ返事をくれません。とても憂うつに感じていて、勉強することが難しくなっています。ローガンは落第する運命であるかのように感じ始めます。「誰も私にチャンスを与えてくれない」。彼女はますます焦燥を感じ始めます。皆が自分をもっと鬱にさせたいと思うなんて、自分は何をしたのだろう、と疑問に思い始めます。ローガンは怒りを感じると同時に傷つきます。「どうして人は私にこんなことをするのだろう？　私を助けてくれるとか、私の面倒をみてくれるような信じられる人は誰もいない……嫌だ」。誰を信頼できるのか、不安になってきます。電話に登録してある連絡先を削除し始めます。強烈な恐怖と孤独の感覚を抱いています。

## 実践練習

以下は、人が自分を動揺させるために故意に何かを行っているのではないかという感情に対処する方法です。

### ◉自分を脆弱にさせている要因に注目する

「今現在の自分の生活を振り返ると、私は被害妄想的に感じることに、私はより脆弱になっているだろうか？　他人が私を苦しめるために、わざとものごとを行っているかのように私は感じているだろうか？」と自問してください。被害念慮に傾きがちならば、身体的な疾患、バランスの悪い食事、睡眠過多または睡眠不足など、より不安に対して脆弱になってしまう、あらゆる要因に気づくことが重要です。コカイン、マリファナ、処方薬の精神刺激薬のような薬物は被害念慮を悪化させかねないことには特に注意しておきましょう。これらの要因のどれかがあっていっそう被害妄想的になっているのであれば、できるだけ早急にそれに対処する計画を立てましょう。睡眠と運動は健康な感情の基盤です。疎かにしてしまうことはたやすいですが、これらに取り組めば、被害念慮を抱える可能性は下がります。

## ◉グラウンディングを用いる

被害妄想的になっている時には、感情がとてもたかぶっているので、自分の現実の対人関係を維持することに苦労するでしょう。被害念慮はとても恐ろしいものになりうるのです。グラウンディングは、その瞬間の心を落ち着かせて感情の激しさを減らすのに役立つスキルです。五感を活用する、有用なグラウンディングのエクササイズがたくさんあります。視覚を使い、自分の周囲にある特定の色の物をすべて見つけることができます。外に出て、新鮮な空気が頬に触れるのを感じたり、氷を握って冷たさを感じたりできます。酸っぱい飴や辛い飴など、強烈な味覚に焦点を合わせることもできます。心が急旋回していると気づいた時や被害念慮に気づいた時、グラウンディングのエクササイズは心をしっかり固定させることに役立ちます。

## ◉自分の人間関係を見直す

誰かが意図的に自分の人生を今まで以上に難しくしている、と信じることは苦痛でしょう。感情にだまされて、大切に思ってくれている人が自分に害を与えていると信じてしまいかねないのです。このような思考に気づいた時には、その人との関係を見直すと役に立ちます。「私が苦しむように望むことは、この人物の価値観と合致しているのだろうか？　この人は過去にどれほど私に対して支援的であり、私を助けてくれただろうか？」と自問してください。必ずグラウンディングを実践したあとで、その人との関係を見直すことを忘れずに。

## ◉自分の思い込みに気づき、疑問を持つ

自分の思い込みに気づき、疑問視することは苦痛を減らすのに役立ちます。自分を苦しませるために、人がわざと何かを行っているという思考が、苦痛の原因になっています。ある人が過去に実際に害を与えることをしたのでなければ、その人の意図は中立的またはポジティブであると考えてみることが有効です。苦痛と被害念慮を減らす強力な方法は、人は皆善意であり、意図的に他人を苦しませはしないと信じる練習をすることです。思い込みから離れ、自分自身の感情が、他人の行動についてマイナスの想定や解釈をさせていないかどうかに注意を向けましょう。

## チェックリスト

- □自分を脆弱にさせている要因を特定しましたか？
- □グラウンディングを実践しましたか？
- □自分の思い込みを疑問視しましたか？

# 48　人があなたを痛めつけようとしているかのように感じる

## 問題

あなたは自分に関わりがある他人があなたに反目して徒党を組んでいるように感じていま す。その理由について、その人たちがあなたを懲らしめるために集結しているなど、具体的な考えがあるかもしれませんし、その人たちが、あなたがそうしていると疑っているような方法でふるまっている理由に関して明確な考えはないものの、ただ絶えずつきまとう疑惑を経験しているのかもしれません。

## フェルナンドの場合

フェルナンドは二十四歳で、この数年は犬舎で働いています。ＢＰＤを抱えており、かなり繊細です。犬の飼い主たちは彼が大好きですし、顧客からは素晴らしい誉め言葉をもらっています。同僚たちとはおおむねとてもうまくやっています。最近何週間か、仕事が暇でした。犬舎の経営者は皆に、誰もが雇用を継続できることを保証していますが、フェルナンドは自分は解雇される、同僚たちが自分を負かそうとしていると感じています。オフィスに呼ばれ、解雇を言われることを想像するのです。彼は自分の周囲で起こっていることに非常に敏感で、他の人たちが徒党を組んで彼を陥れようとしている証拠を求めて、仕事場を絶え間なく見回しています。同僚の誰かが二人で話しているたびに、フェルナンドはその二人は自分について話していて、自分に失敗をさせる方法を見つけようとして共謀していると確信するのです。また、同僚たちが自分を見ている、マイナスに判断している、だめな人間で解雇されてしかるべきだと考えている、という感覚を持っています。

## 実践練習

以下は、他の人たちがあなたを痛めつけようとしているという感情に対処する方法です。

### ◉自分を脆弱にさせている要因に気づく

被害妄想的思考は疲れている夜間に悪化しますか？　そうであれば、必ず早めに就寝して、たっぷり眠るようにしましょう。あれこれと心配して夜更かしをしても被害念慮の問題は解決しません。マリファナなどの精神を変容させるような、そしてますます被害念慮を起こすような薬物を使っていませんか？ そうであれば、自分自身に正直にならなければなりません。たとえマリファナが主観的には良い効果があるとしても、被害念慮を減らしはしません。被害念慮は、特定のストレスの多い状況という文脈で悪化しましたか？ そうであれば、そのストレスのかかる状況があらわれるまでは、他人が自分を襲撃するなどとは考えていなかったことと、被害念慮に対応してもストレスの点では役に立たないことを思い出してください。

### ◉友人に質問する

他人があなたを痛めつけようとしているという結論に飛びつく前に、家族や仕事関係ではない友人など、親しく、信頼している人に助けを求めましょう。その人とともにあなたの思考プロセスを見直しましょう。長く友人関係にあり信頼できる人が、最も率直な意見を言ってくれるでしょう。

### ◉慢性的な問題なのか、最近の問題なのか、判断する

他人があなたを陥れようとしているという感覚がかなり最近の状況から生じたのであれば——たとえば、この二カ月以内に生じたなど——これが慢性的な問題である可能性は低いです。ここに注目することは重要です。なぜなら、その状況に対処する必要はあるでしょうが、急性の出来事、短期的な出来事は過ぎ去っていく傾向があり、そして去っていけば被害念慮も消えていくからです。おおよそ六カ月以上、被害念慮を経験しているのであれば、精神疾患に対する薬物治療が必要な病気の兆候かもしれません。

### ◉プラス思考を実践する

マイナス思考を経験しているとしても、あらゆるマイナス思考に対して前向きな思考をする実践を始めましょう。たとえばフェルナンドは、「あいつらはウォータークーラーの周囲で僕を排除する方法について企んでいるのだ」と単純に言ったり考えたりするのではなく、その衝動に対して「そうか、マイナス思考をしてしまっただけさ……では、ポジティブな思考か、せめて中立的な思考を思いつかなければいけない。ええと……あの人たちはのどが渇いたからウォータークーラーのところで水を飲んでいるのだし、その会話は自分とは関係がない。会話

が僕についてだという証拠は何もない」と言うという実践で対抗できるでしょう。いつもプラス思考を実践していれば、最終的にはそれが習慣になります。

### ◉不安感や自信のなさに取り組む

被害念慮の大部分は、自分には能力がある、人並みであると感じていないことに由来します。多くの場合、厳密な意味での被害妄想があるのではなく、自分は他の人よりも「足りていない」と感じているのです。そして、感情的な背景として、自分は人並みでないという感情を持っていると、他人があなたを敵に回して共謀しているという感情を発生させる可能性があります。そこで、被害念慮に対処するため、まずはこのような自信のなさによる不安に対処しなければなりません。そしてまたこの不安の多くは、自分の能力に自信を持つことと関係しています。自分の能力に自信がある時には、他人が自分の悪口を言っている、あるいは自分をやっつけようとしているとは想像しにくくなります。たとえば、フェルナンドは犬舎で長年、素晴らしい仕事をしてきていました。経営者がとても優秀な従業員を解雇することは理にかなっていません。フェルナンドには、自分は自分のしていることで優れているのだと思い出す必要があり、思い出したならそれを繰り返し何度も自分自身に言い聞かせる実践をする必要があります――

それが真実なのですから。

## チェックリスト

□自分を脆弱にさせている要因を特定しましたか？
□友人たちに質問しましたか？
□慢性的な問題であるか、あるいは最近の問題であるか、判断しましたか？
□プラス思考を実践していますか？
□自尊心の低さや自信がなくて不安であることに対処していますか？

# 第14章　自分自身を否定する

# 49 そう感じるべきではないと思い込む

## 問題

あなたは怒りのような強烈な感情を感じ、さらに自分が怒りを感じていることに腹を立て、自分自身に怒りを感じるべきではないと言い聞かせます。ある感じ方をすべきではないと自分自身に言うことは、しばしば自己否定の危険な精神的スパイラルの始まりになり、これは急速に悲惨な苦痛につながる可能性がります。

## マリヤの場合

三十九歳のマリヤは仕事で昇進したばかりで、一日中同僚から祝福されました。車で帰宅途中、彼女は自分が成し遂げたことを誇らしく思う感覚に気づきました。けれども、家に近づくと、考えが変わってきました。本当に自分がこの昇進に値するのかどうか、悩み始めているのです。彼女はこれまでの人生でたくさんの失敗をしてきています。実際、大学院を中退しなければならなかったので、今の仕事についているだけです。彼女は自分が犯したミスや不注意によるすべてについて考え始めます。特に、自分の仕事や同僚にイライラしたり、フラストレーションを感じたりしている時の失敗です。昇進について誇らしく感じたことに対し、利己的だと感じて、自分は昇進に値しないと感じます。自分がどれほどダメな人間であるか考え始め、昇進を断るべきだっただろうかと悩むのです。マリヤは、認められたことを誇りに思い幸せを感じて一日中過ごしていたなんて、自分は何と利己的なのだろうという思いに何度も立ち戻ります。翌日、仕事に行かないことを考えてしまいます。

## 実践練習

以下はこのタイプの自己否定に対処する方法です。

### ◉自己否定しているという合図を察知する

これを止めるためには、自分自身を否定してしまう思考――自分の感情を感じるべきではないと自分自身に命じる思考――を特定することを学ばねばなりません。以下はよくある、「自己否定のセリフ」です。

「自分はこんなふうに感じるべきではない」
「自分はどうでもよいことで、大騒ぎをしている」
「ただ流すようにするべきだ」
「自分はおおげさに反応している」
「それほどの重大事ではない」
「自分はバカになっている」

時間をとって自分がどのように自分自身を否定しているか考えましょう。どのようなフレーズを使いますか？　セルフトーク（独り言）の調子はどのようなものですか？　そうした具体的なフレーズに注目し、マインドフルに気づく実践をしましょう。役に立たない思考が忍び寄っていると気づいたら、いったん立ち止まってそれを言葉にして表現しましょう。「自己否定の思考」というふうに。まず気づくことが、このタイプの思考の連鎖を断つことを助けてくれる、最初のステップになります。

## ◉感情を特定する

自己否定の思考に気づき、言葉にしたら、次に感情を見きわめる必要があります。心の中で感情を明白に述べましょう。マリヤの場合は、感情はプライドと歓喜でした。この実践の間に心はさらに自分を否定する思考をし始めるかもしれません。そうなったら、ただ感情を言葉にして表すステップに戻りましょう。思考が価値判断や論説調のセリフへと戻るように押しやることを許してはなりません。ただ感情を扱い続けるのです。マリヤは「私は誇りと喜びを感じている」と自分自身に言うとよいでしょう。

## ◉事実を評価する

「この感情は状況に合っていて、合理的だろうか」「友人がこのように感じたとしても問題がないだろうか」と自問しましょう。これらの質問は、その感情が正当なもので、現状に合うものであるかを判断するのに役立ちます。忘れないでください。感情の激しさや状況ではなく、感情そのものに集中するのです。事実から逸れないように。状況をそのまま評価し、自己判断の中にとらわれてしまわないように。マリヤの場合、誇りと歓喜を感じることは昇進という状況に合っていますし、もし友人が昇進したら、その人が同じように感じることは当然であると言うでしょう。

## ◉感情を認めるよう努める

感情を認めることは一つの選択肢であり、苦痛を減らす選択です。自分自身を否定する思考に気づき、自分の感情を特定して、感情が状況に合っているかどうかを自問したら、自分を認め続けることに真剣に取り組まねばなりません。それはしばしば同じ状況に対して何度も何度も行わなくてはならない能動的なプロセスです。長い間ずっと自己否定をしてきたのであれば、自分自身の妥当性を認める練習をたくさん行わなくては、自分を認めることを簡単にはできないでしょう。自分の経験を疑問視し始めた時には、二つの質問を自分自身に問うことに戻りましょう。その後、自分の感情は妥当であり、状況に合っていると自分自身に伝えましょう。次によくある「自分を認める言葉」を挙げます。

「私が（　　　　　　　　）と感じることは理にかなっている」
「これを経験したら、他の人もこのように感じるだろう」
「自分の過去を考えたら、このように感じるのは無理もない」

真正で正直であると感じられる言葉を発見することが重要です。これらのセリフを使っても、自分自身のセリフを考えてもかまいません。

### ◉効果に注目する

自分を認めたら、自分がどのように感じているか、心の中で何が起こっているかに注意を払いましょう。自分を認めることはしばしば、ゆっくり冷静に思考し、ある状況をより効果的に見たり、考えたりすることを助けてくれます。また、問題を悪化させないように力を貸してくれます。この実践がはじめてのことであれば、最初は不快に感じるかもしれません。粘りましょう――効果は甚大なものになるでしょう。

### チェックリスト

□自分がどのように自己否定をしているかわかっていますか?
□認めるべき感情を特定しましたか?
□あなたの経験に関して何が理にかなったことなのか、自問しましたか?

# 50 人生は不公平だと感じる

## 問題

あなたは、自分にはまったく運がなくて、ものごとが自分の思うように進むことがないと感じています。人生が自分に対しては不当であって、他の人たちは欲しいものを手に入れていると感じるのです。自分の状況が不当であることがとても苦痛に感じられて、耐えがたいほどです。状況によっては、強力な復讐の衝動を感じることさえあるかもしれません。

## フレデリックの場合

三十歳の学校教員であるフレデリックは、自分を飛び越して他の人が昇進した時、人生は不公平だと妻に不満を言いました。彼は自分が常に見捨てられているかのように感じています。フレデリックは、昇進した人物は自分よりも昇進に値しないと信じています。フレデリックは怒りから、同僚の結婚式で飲酒をして、ひどいうつりの上司の写真をソーシャルメディアサイトに投稿します。上司にはアルコールにまつわる問題があるとほのめかしていると解釈されてしまうような写真でした。

## 実践練習

人生は不公平に満ちています。テレビをつけさえすれば戦争、犯罪、貧困がすぐに目に入ります。しかしながら、自分自身の人生の中で公平ではないことに注目すると、自分の状況を全体の中で正しくとらえることが難しくなる可能性があります。自分自身を被害者ととらえ、それが自分の運命であると信じれば、自分が人生のドアマット（訳注：いつも踏みつけられて悲惨な目にあいながら我慢する人の例え）でなくてもよいのだということを理解しにくくなります。

以下は人生が不公平であるという感覚に対処する方法、そして復讐行動に出ることを回避するための方法です。

### ◉反復思考をやめる

ある状況がいかに不当であるかについて何度考えていても、状況は変えられません。実際、反復思考はエネルギーを枯渇させ、マイナスの感情を強化し、解決策よりも問題のほうに焦点を当て続けてしまいます。ある状況が不当だということについて考え続けることは生産的ではありません。不当だという感じ方や考え方と、それらへの自分の反応に気づくことが最初のステップです。次に、自分が他人を責めていないか、あるいは「これは不当だ」という思考を反復していないかに注目します。それから、「この思考は自分の助けになっていない。目の前に起こっていることが現実なのだ。私はそれを受容するか、変えようと試みるしかないのだ」のような言葉でその思考に対抗しましょう。

### ◉衝動に気づき、どう反応するかよく考える

自分がだまされたと感じ、復讐を実行するなどして感情的に反応する時、自分の行動を正当化しようとする傾向があるでしょう。フレデリックの場合、彼は「上司のあの写真を投稿すべきではなかっただろうけれど、当然の報いだ！」と認めていました。投稿は正当化できると感じたのですが、結末を長期的に見れば、彼は後悔することになる可能性が高いでしょう。

自分の衝動に気づき、行動する前に判断することで、それほど重要ではない状況を大ごとに

しようとしていると気づくかもしれません。たとえば、映画のチケットを購入するために並んでいる時に誰かが割り込んだとしても、それほどの一大事ではありません。嫌な気分でしょうが、大騒ぎをして、楽しい晩になると期待していたことを、人生の不当についての不満に満ちた夕べに変えてしまうだけの価値がありますか？　正義を求めて闘う必要が高い状況の場合でさえも、時間をとって慎重な対応を計画する方が、考えなしに衝動的な行動をするよりも、有効な解決策へとつながる可能性が高くなります。

## ◉何が自分のコントロールできる範囲にあるのかを判断し、それから行動する

過去に受けたひどい処遇を変えることはできません。今この瞬間に発生していることにしか対処はできないのです。また、他人の行動は、その人が変化に前向きでないのなら、容易には変えられません。しかしながら、自分が状況にどのように対応するかは変えられます。その状況に自分のコントロールが効かない面があるのなら、それに関してできることは何もないということを受け入れなくてはなりません。空港へ向かう道が渋滞していたせいで飛行機に乗り遅れたのであれば、その状況をコントロールすることはできません。これは、受け入れなければならない状況です。コントロールできるのは、チケットカウンターに行き、別の便に乗るため

の助けを頼む、そういう自分の力です。乗り損ねたフライトと状況の不当性について、腹を立ててチケット係の人ともめても、状況は何ら改善しないことは明らかです。

**チェックリスト**

□自分の反復思考に気づこうとしていますか？
□あなたを行動に駆り立てている衝動は何ですか？
□自分がコントロールできることと、受容せねばならないことが何であるかわかっていますか？

# 51 他の人はもっと楽にやれているように感じる

## 問題

あなたが夏のインターンシップを申し込みたくて電話をすることに苦労している一方で、友人たちは皆、夏の間の仕事を確保しています。友人たちはとても簡単に仕事を得ているように見えます。友人たち皆がしたのとちょうど同じように自分も電話をかけられるはずだと感じるので、あなたは自分自身を責めています。実際、これはあなたの人生のいつものパターンのように思われます。他の人たちはさまざまなことを楽々とこなしているように見えるのに、自分にとってはほとんど不可能だ、とあなたはいつも思うのです。

## ブランドンの場合

ブランドンはＢＰＤを抱えている十六歳で、高校二年生を終えたばかりです。友人は皆、夏の仕事が決まっていますが、彼は努力家の学生であるにもかかわらず、仕事を見つけられずにいます。問題は、仕事の面接日程を決めるための電話をするのが怖い、ということです。彼は「友人たちは皆、電話をかけられる。これは簡単なことのはずだ」と言います。

## 実践練習

実際のところ、他の人にとって容易なことがあなたには難しいかもしれないし、あなたにとっては容易なことでも他人には難しいかもしれません。

以下は、自分にとっては難しいけれども、他人には容易であるように見える課題に直面した時にできることです。

### ◉妥当性を認める

最初にすべきことは、今実行しようとしていることは自分にとっては難しいことを認めることです。言い換えると、自分の神経生物学的特性と人生経験を考慮して、これから取り組む課題が難しいことが理にかなっているかどうか、判断するのです。困難なことにするという選択をするのではありません。

**◉長期的なゴールを特定する**

次に、行うべきことが自分の長期的なゴールと合致しているかどうかを判断しましょう。たとえば、ブランドンの場合、夏の仕事を確保することは、夏休みの小遣い稼ぎと仕事の経験をするために必要なことです。

**◉感情を特定する**

それから、行うべきことを実行する妨げになっている感情を特定しましょう。怖がっているのなら、恐怖とは逆の行動をすることを決意しましょう。たとえば、ブランドンは自分の電話をかけることへの恐怖を特定し、その恐怖が仕事を得ることを邪魔していると認識するでしょう。その後、恐怖による衝動とは逆の行動として、電話をするのです。

**◉助けを求める**

いちばん重要なステップは、おそらく助けを求めることです。信頼していて、その状況を理解してくれる人に連絡をしましょう。ブランドンの場合、友人に夏の仕事を求めるという意味ではなく、電話をすることへの恐怖に対処することについて援助を求めるということです。両親や友人に、模擬面接のロールプレイをしてくれるように頼めるでしょうし、その後は繰り返し練習をして、その課題が少し簡単になるようにするでしょう。

◉課題に没頭する

自分にとってはものごとがいつも楽に進むわけではないことを認めて 、今こなすべき課題の実行を練習したら、最終ステップはその困難な課題の実行に全力で身を投じて、チャレンジに立ち向かうことです。

## チェックリスト

□自分にとっての困難さを妥当なものだと認めましたか?
□どんな感情が課題に直面することを難しくしているのか確定しましたか?
□信頼する人に助けを求めましたか?

# 52 自分が正常ではないかのように感じる

## 問題

あなたは自分が正常ではないという感覚を持っています。あなたにとって、これは単に自分自身を他の人と比べるというだけの問題ではなく、自分の脳には何か根本的におかしいところがあるという感覚なのです。

## クリスティンの場合

クリスティンは二十歳で、自分自身のあり方に何か根本的におかしなところがあると感じています。他の人たちのユーモアのセンスが理解できませんし、自分が不公平に激怒している時に他の人たちが冷静でいられる理由が理解できず、自分がいかに人と違っているのかを他人が理解しない時にはフラストレーションを感じます。クリスティンは他人のふるまいを評価して判断しません。他人が正常であると思い込んでいるのです。自分が悪戦苦闘するのは、自分がいかに正常ではないかということが反映されているにすぎないことだと感じます。彼女は自分の異常さを身体的な異常と同じように考えています。脳内の異常です。「私が身長二メートル半だったら、私は正常ではないでしょうけれど、目に見えるので、少なくとも人は異常を理解するでしょう。脳だと、人はどうにも見ることができないので、理解してくれないのです。そのせいで私は苦しむのです。違う脳を持っていたら、私は正常になれるでしょう」とクリスティンは説明します。

## 実践練習

正常な行動や思考というものは主観的であり、多くの場合、異常とみなされるものとの対比によってのみ認識されるものです。通常、正常であることは良いこと、望ましいことであるとされ、多くの場合、異常であることは悪いこと、望ましくないことだと判断されます。けれども、正常の反対は必ずしも異常ではありません――単に違っているだけということもあるのです。たとえば、肉食の反対は草食です。肉食が正常だと考えたとしても、それは草食が異常だということにはなりません。

以下は、正常でないという思考を変えようとする方法です。

### ◉「正常でない」を評価や判断の一つとして分類する

あなたがものごとを他の人たちととても違ったふうに知覚すること、自分の脳が経験を歪めているという感覚と苦闘していることは確かかもしれません。あなたは今があるがままのあなたであり、実際に持っている脳があなたの脳です。そのことに対する反応の一つが、自分は「正常ではない」と言い、これを受容することです。まったく別の反応として、苦痛を引き起こすような方法で自分自身を「正常ではない」と残酷に判断することもあります。必ずしもこのようにはっきりした考えではないかもしれません。臨床的に認められる妄想や幻覚のせいで、日々現実が歪められる経験をしているのであれば、薬が役に立つでしょう。しかしながら、思考が周囲の人たちと共鳴しないだけなのであれば、そして、思考が苦痛を引き起こさないのであれば、おそらく単に思考が異なるにすぎないのです。

### ◉自分の言う「正常ではない」とはどういうことかを定義する

人生の中での経験の大半は典型的なものですから、自分は「正常ではない」と言うからには、それが何かを明確にしましょう。BPDを抱える人が自分は正常ではないと言う時に意味しているのは、多くの場合、自分をみじめにさせ続けるような種類の思考と感情を自分は抱えていて、他の人たちは、たとえ苦しむとしてもそこまで激しく苦しんでいるようには思えない、ということです。「私はひどい、おぞましい人間だ……私は正常ではない」と言うよりも、状況に合わせて具体的に、たとえば「友人は皆ラップ音楽が好きだけれど、私はカントリーミュージックが好きなので、自分の音楽の好みは正常ではないと感じる」などのように言うようにしましょう。自分は正常ではないという結論に至らせた経験を言葉にすれば、その具体的な思考に取り組めるでしょう。

### ◉自分自身を受容することを実践する

誰かがあなたのしていること、感じ方、ふるまい方に同意しないからといって、あなたが正常ではないとか、変わる必要があるという意味にはなりません。他人があなたの経験に同意や理解を示さない時でも、あなたはありのままのあなたなのです。「私はこういう人間であって、私は自分自身を受容します」と言う練習をしましょう。自分自身を受容できればできるほど、他人もあなたを受容してくれるでしょう。

◉自分自身への思いやりがすべてを変える

自分自身を異常だと判断することは意味がありません。自分自身を受け入れる実践ももちろんですが、さらに自分自身への思いやりと愛を実践しましょう。「これがありのままの私で、私は自分自身を愛せる」と自分自身に言ってください。

## チェックリスト

□自分自身を「正常ではない」と言うことは、評価や判断であると認識しましたか？
□自分の言う「正常ではない」の意味を具体的に定義しましたか？
□自分自身を受容しましたか？
□自分に対する思いやりの行為としてどんなことを実行しましたか？

# 53 自分の判断を信用できないように感じる

## 問題

あなたは重大な決断をしなければなりませんが、どちらにするか決めかねています。自分が間違った決断をするのではないかと案じているので、選択するのが怖いと感じています。そしてそうなると、あなたの直感が、一方の選択肢の方がもう一方よりもよいと教えてくる時、あなたはそれを信用しないのです――自分にとって何が最善かわかっている時でさえも。

## エレノアの場合

二十二歳のエレノアは、大学での専攻を変えるかどうか決めなければならなかった時、立ち往生してしまいました。これまで三年もビジネスを学んできたのに、昨年選択科目で心理学を受講し、心理学のクラスの方がビジネスのクラスよりもずっと興味深いと思ったのです。エレノアは専攻を変更すると実業家である父親を失望させるであろうし、大学での何年かを無駄にしたことになると心配していました。どうするか決められませんでした。彼女はあらゆることに疑問を持ち始めます。「これについて決断できないなら、何に関してであっても、いったいどうして決断できる？　実際に転部をしたとしても、また変更をしないかどうか、どうしてわかる？　転部するとして、成功できる？　ビジネスを学んでいればいつでも父のところに就職できることはわかっているけれど、心理学者として仕事を見つけられる？」といったことを自問しているのです。彼女は毎晩、翌日にはどうすべきかわかるだろうと期待して床に就くのですが、朝になってみれば結局は身動きがとれないままです。同じことを自問していて、同じ疑念を抱えていて、自分自身の決断を信じられないままなのです。

## 実践練習

以下は、重要な決断を迫られて身動きがとれなくなってしまった時に、あなた自身の知恵を信頼することができるようになるために役立つステップです。

◉各選択肢のプラス・マイナスのリストを作る

決断Aのプラスの面とマイナスの面を書き出し、同様のリストを決断Bについても作成しましょう。その後、そのリストの項目のうちどれが自分の長期的なゴールに合っているのかを判断し、その項目をより重要なものとして比重を高くましょう。決断Aのプラス面よりも、決断Bのプラス面の数がかなり多いとします。けれども、決断Aの利点のほうが自分の人生のゴールと合致するのであれば、Aをとりましょう。たとえば、エレノアは「幸せと充足感」を心理学専攻のプラスの面として挙げ、ビジネス専攻を継続する方には「お金、お父さんに認められる、もう少しでコースが修了できる、将来の仕事が決まっている、転部するより面倒が少ない」を挙げました。彼女の場合、幸せと充足感が長期的なゴールに向けて役立つので、ビジネス専攻を続ける他の多くの理由よりも重要です。

## ◉あなたの自信を蝕む人は避ける

エレノアのアパートの同居人の一人は、望まれていても望まれていなくても、人に助言をしようとします。その人はエレノアに、良い心理学者になるには決断力が不足しているとか、その他にも助けにならないことを繰り返し言うのです。このエレノアの同居人のような人ではなく、あなたが経験していることに好奇心を持ち、理解しようとする気のある人を見つけましょう。

## ◉真剣に取り組むと誓い、それを固持しましょう

自分自身を信じることは、練習しなければならない、そして練習することがあなたにできるスキルです。いちばん良い開始方法は、ささやかな毎日の約束を決め、その後は週ごとの約束を決めて、それを遵守することです。たとえば、一週間、毎晩早寝をすることを誓うとします。あるいはテレビを見るのではなく読書をする、ポテトチップスを食べるのではなくジムに行くと誓うのでもかまいません。これらは取るに足らない選択のように思えるかもしれませんが、ある決断ではなく別の決断をする練習をしている点に意義があります。

## ◉自分自身を思いやる

どうするか決められないからといって、自分自身をいじめないでください。あるいは自分自身に評価や判断を下しているならば、そうにしていることに気づいてください。何か自分の価値観に反することをしたので自分自身を叱り飛ばしているのですか？　それとも、身近な誰かの「声」が自分に評価や判断を下していると感じていますか？　たとえば、エレノアの場合、父親が自分に、感謝の気持ちが欠けていて決断力がないと言っていることを想像していました。父親が彼女はダメだと言っていると想像したのです。他人があなたをある方法で判断すると想

像し、その方法で自分自身を自動的に評価や判断するのではなく、「このジレンマに陥るのは無理もない。答えを出すために何ができるのか、確認してみよう」といったようなことを言って、自分自身にもっと理解ある態度をとる練習をしましょう。

**◉自分自身の賢明な心に耳を貸す**

自分自身を信じない時、人はふつう他の皆からのアドバイスを求めます。信頼する人に助けを求めることはかまいませんが、他人の考えていることを最終的な決定要因にしないでください。あなたがすべき決断について、他の人は異なる見方をしているかもしれません。比較検討して、「私自身の直感と賢明な心は私に何をするようにと言っているか?」と自問しましょう。

**チェックリスト**

□各選択肢のプラス面、マイナス面をリストにしましたか?
□自分自身を大切にしていますか?
□自分の内なる賢明な思考に耳を貸していますか?

# おわりに

## 親愛なる読者の皆さん

境界性パーソナリティ障害は終生にわたるものではなく、ＢＰＤを抱える人の大多数は、絶え間のない苦痛を伴う人生を送るわけではありません。人生は向上するのです。これは単なる気休めの言葉ではなく、ＢＰＤを抱える人たちを二十年以上追跡調査した調査研究から支持されている事実です。

とはいえ、回復が始まるまで、ＢＰＤの症状は苦痛につながる可能性があります。そこで私たちは、あなたが、よくある困難に対処する時に助けになると思ってくれることを願って、いくつかのアイディアを提供しようと本書に着手しました。私たちが伝えたスキルは、自分の感情とも、他の人たちとも、もっと効果的な方法で関わっていけるようにしてくれるでしょう。本書はいつも参照できるコーチ役のガイドブックであり、ベッドサイドテーブルの上に置いておいたり、通学途中のバスの中で読んだり、職場の引き出しに入れておいたりして、インスピレーションが必要な時にはいつでも見られる一冊です。

本書の中のアイディアが目新しいものだった場合、新しいことを学ぶ時は何でも同じですが、困難な瞬間を乗り切らせてくれるスキルを習得するためには繰り返しが必須です。また、本書の技法があなたのすでに知っているスキルに新しい視点を提供するでしょう。どちらにしても、すべての学習と同様で、これらの新しく効果的な対処法を実践すればするほど、使い方が上手になるでしょうし、人生と感情の新しい対処方法があなたの自然な反応の一部となることでしょう。これらの実践練習に真剣に取り組んでいるのであれば、あなたはすでに道を進んでいるのです。実践を続けることを忘れないでください。よりいっそう上達するでしょう。

私たちは職業生活をＢＰＤの治療に捧げてきました。そして、これからもそうし続けます。私たちはツイッターのアカウント（@blaisemd と @GillianPsyD）で、多くの興味深いアイディアと研究をシェアしています。フォローしてくださることを希望します。

治癒への道を歩み続けるあなたが、スキルを使いこなして旅を進めることを私たちは願っています。本書がその旅路のお供となるのなら、私たちは旅の途中であなたの人生の一部になれたことをうれしく思います。

真心をこめて。
ブレイズ、ジリアン

# 文献

Bushman, B. J. 2002. "Does Venting Anger Feed or Extinguish the Flame? Catharsis, Rumination, Distraction, Anger, and Aggressive Responding." *Personality and Social Psychology Bulletin* 28(6): 724–31.

Fierce Inc. 2013. "Toxic Employees: Colleagues Advocate Confrontation, While Companies Perceived as Too Tolerant: Coworker Negativity 'Extremely Debilitating' to Team Morale According to 78 Percent of Employees." September 19. http://www.fierceinc.com/uploads/PressRelease-Infographics/ToxicEmployeesFinalRelease.pdf.

Grant, B. F., S. P. Chou, R. B. Goldstein, et al. 2008. "Prevalence, Correlates, Disability, and Comorbidity of *DSM-IV* Borderline Personality Disorder: Results from the Wave 2 National Epidemiologic Survey on Alcohol and Related Conditions." *Journal of Clinical Psychiatry* 69 (4): 533–45.

Linehan, M. M. 1993a. *Cognitive Behavioral Treatment of Borderline Personality Disorder.* New York: Guilford Press.

Linehan, M. M. 1993b. *Skills Training Manual for Treating Borderline Personality Disorder.* New York: Guilford Press.

Linehan, M. M. 2014a. *DBT® Skills Training Handouts and Worksheets.* Second Edition, New York: Guilford Press.

Linehan, M. M. 2014b. *DBT® Skills Training Manual.* Second Edition, New York: Guilford Press.

Snyder, M. 1974. "Self-monitoring of Expressive Behavior." *Journal of Personality and Social Psychology* 30: 526–37.

## 《著者》

**ブレイズ・アギーレ**（Blaise Aguirre, MD）

ハーバード大学医学部精神医学助教，専門は児童・青年・成人に対する，弁証法的行動療法（DBT）をはじめとする精神療法，および薬物療法の評価とマネジメント。マクリーン病院にて、自らを危険にさらすような行動，境界性パーソナリティ障害（BPD）の特徴がみられる若い女性を対象とした居住型 DBT プログラムであるマクリーン 3 イーストを創設，ディレクターを務める。2000 年よりマクリーン病院のスタッフドクター。青年期の気分障害、パーソナリティ障害の分野での研究は世界的に認められており，ヨーロッパ，アフリカ，中東で定期的に DBT および BPD についての講演を行っている。著書に *Borderline Personality Disorder in Adolescents and Depression (Biographies of Disease)*，共著書に *Mindfulness for Borderline Personality Disorder and Helping Your Troubled Teen* などがある。

**ジリアン・ゲイレン**（Gillian Galen, PsyD）

ハーバード大学医学部心理学講師。ハーバード大学と提携するマクリーン病院のマクリーン 3 イースト居住型集中プログラムのプログラムディレクター，トレーニングのアシスタントディレクター。青年に対する弁証法的行動療法（DBT）をはじめとする心理療法を専門とし，特にマインドフルネスやヨガを用いた境界性パーソナリティ障害（BPD）などの精神疾患の治療を行っている。2008 年よりヨガインストラクター資格。共著書に *Mindfulness for Borderline Personality Disorder* がある。

〈序文〉**アレク・ミラー**（Alec Miller, PsyD）

認知行動コンサルタント LLP（ニューヨーク州ホワイトプレインズ）共同創設者。臨床精神医学および行動科学教授，児童・青年心理学部門長，青年期うつ病・自殺プログラムディレクター，PS8 学校精神衛生プログラム臨床サービスディレクター。青年期うつ，自殺，自傷，境界性パーソナリティ障害（BPD），弁証法的行動療法（DBT）の分野で世界的に知られている。著作多数，共著書に *Dialectical Behavior Therapy with Suicidal Adolescents* や *Childhood Maltreatment* がある。

《監訳者》

**荒井　秀樹**（あらい ひでき）

1990 年　金沢大学医学部卒業。医学博士、精神保健指定医。
1991 年　高岡市民病院　精神科勤務。
1993 ～ 1996 年　金沢大学医学部附属病院神経精神科勤務。
その後、富山市民病院精神科医長、同院精神デイケア科部長を務める。
2004 年より、さくらまちハートケアクリニック院長。

訳書：『境界性人格障害＝ BPD 第 2 版』『愛した人が BPD だった場合のアドバイス』『BPD をもつ子どもの親へのアドバイス』『BPD（＝境界性パーソナリティ障害）の ABC』( 星和書店 ) など多数。

著書：『DVD で学ぶ みんなのうつ病講座』（星和書店）。

《訳　者》

**黒澤　麻美**（くろさわ あさみ）

1989 年　慶應義塾大学文学部卒業。
1990 ～ 1993 年　英国オックスフォード大学留学。
1991 年　慶應義塾大学大学院文学研究科修士課程修了。
帰国後、複数の大学で英語講師として勤務。
2005 年より、北里大学一般教育部専任講師。

訳書：『認知行動療法を始める人のために』『ACT（アクセプタンス&コミットメント・セラピー）を実践する』『自閉症スペクトラムとコミュニケーション』『うつのためのマインドフルネス実践』『災害精神医学』（星和書店）など多数。

**自分でできる境界性パーソナリティ障害（BPD）克服法**

2019年7月 8 日　初版第1刷発行
2025年1月17日　初版第3刷発行

著　　者　ブレイズ・アギーレ　ジリアン・ゲイレン
監 訳 者　荒 井 秀 樹
訳　　者　黒 澤 麻 美
発 行 者　石 澤 雄 司
発 行 所　株式会社 星 和 書 店
〒168-0074　東京都杉並区上高井戸1-2-5
電 話　03（3329）0031（営業部）／03（3329）0033（編集部）
FAX　03（5374）7186（営業部）／03（5374）7185（編集部）
http://www.seiwa-pb.co.jp

印刷・製本　株式会社 光邦

Printed in Japan　ISBN978-4-7911-1021-6